中国医学临床百家 ● 病例精解

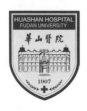
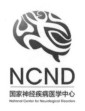

复旦大学附属华山医院 中枢神经系统疑难影像 病例精解

U0348694

主 编◎毛 颖 初曙光 花

副主编◎ 程爱兰 卢家红

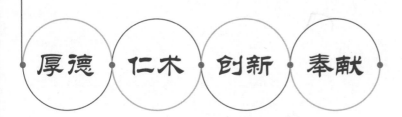

厚德 ● 仁术 ● 创新 ● 奉献

科学技术文献出版社
SCIENTIFIC AND TECHNICAL DOCUMENTATION PRESS

·北京·

图书在版编目（CIP）数据

复旦大学附属华山医院中枢神经系统疑难影像病例精解 / 毛颖，初曙光，花玮主编. -- 北京 ：科学技术文献出版社，2024. 11. -- ISBN 978-7-5235-1920-2

Ⅰ . R741

中国国家版本馆 CIP 数据核字第 2024K4G830 号

复旦大学附属华山医院中枢神经系统疑难影像病例精解

策划编辑：帅莎莎　　责任编辑：帅莎莎　　责任校对：王瑞瑞　　责任出版：张志平

出 版 者	科学技术文献出版社	
地 址	北京市复兴路15号　　邮编 100038	
编 务 部	(010) 58882938，58882087（传真）	
发 行 部	(010) 58882868，58882870（传真）	
邮 购 部	(010) 58882873	
官 方 网 址	www.stdp.com.cn	
发 行 者	科学技术文献出版社发行　全国各地新华书店经销	
印 刷 者	北京地大彩印有限公司	
版 次	2024 年 11 月第 1 版　2024 年 11 月第 1 次印刷	
开 本	787×1092　1/16	
字 数	193千	
印 张	19.25	
书 号	ISBN 978-7-5235-1920-2	
定 价	158.00元	

张金森（复旦大学附属华山医院）

张夏玲（复旦大学附属华山医院）

张晓霞（同济大学附属东方医院）

张雯丽（上海冬雷脑科医院）

张燕楠（同济大学附属东方医院）

邵永佳（同济大学附属东方医院）

岳　琪（复旦大学附属华山医院）

周　煌（同济大学附属东方医院）

郑佳骏（复旦大学附属华山医院）

宗根林（同济大学附属东方医院）

郝尚慈（同济大学附属东方医院）

俞　海（复旦大学附属华山医院）

秦智勇（复旦大学附属华山医院）

唐　菲（同济大学附属东方医院）

黄芳芳（同济大学附属东方医院）

章　悦（复旦大学附属华山医院）

程爱兰（同济大学附属东方医院）

程海霞（复旦大学附属华山医院）

傅敏杰（复旦大学附属华山医院）

曾桂昌（复旦大学附属华山医院）

裘芙芳（复旦大学附属华山医院）

虞　剑（复旦大学附属华山医院）

熊　佶（复旦大学附属华山医院）

潘绵顺（中国人民武装警察部队上海市总队医院）

檀书斌（上海冬雷脑科医院）

序　言

　　就如同一个人生命的铸成，需要无数生命的支援、补充、滋润和蕴化。一个学科的发展，也需要更多学科的融合、赋能、充实和完善。如今，神经科学正在驶过"历史的三峡"，我们正见证着学科发展波澜壮阔的山水图画，神经影像学作为这个医学门类当中的关键分支，承载着诊断与决策治疗的重要使命。

　　行医本身就是一种以科学为基础的艺术，而在医学诊断技术日新月异的时代中，影像学是给医者直观诊视、给患者诊疗精度的重要科学工具。今天我们所呈现的这本书，是医学影像临床工作实践经验和医学科研最新研究成果相结合所产生的结晶，也将是医者之间、医患之间建立沟通、进行互动的重要桥梁。正是在这样的背景下，《复旦大学附属华山医院中枢神经系统疑难影像病例精解》问世了。本书集结了大量实际工作中的案例，内容精练，参考文献精良，实用价值突出，可供中枢神经系统影像领域的同道参考与学习。

　　本书中的每一个疾病影像案例都是来自临床，这确保了所呈现的内容贴近临床实践，具有最直接的指导意义。针对每一个案例，我们精挑细选了最具诊断价值的影像图，并以高度概括的文字总结出最重要的知识要点。这种精简而全面的呈现形式，大大提高了学习效率，可帮助读者更快速地获取关键信息，从而提供更高质量的学习体验和教育效果。本书中展现的均是在实战中碰到的经典、疑难、有价值的病例，我们将由此引申开来，去寻找蛛丝马迹、去伪存真，从而得到正确的诊断，指导精准的诊疗。

参考文献作为知识的源泉，在每一份病例中都扮演着关键的角色。本书在引用参考文献时，仅选取高质量、高相关、最新的文献作为支撑，这种做法不仅让读者能够依靠可靠、权威的文献来扩展知识，也避免了信息过载的困扰，让读者更容易理解和消化所学内容。

从"Midnights"原则出发，病例排布在书中按照一定的逻辑和层次呈现，力求覆盖全面的临床疾病情形。这种系统性的排布方式可有效帮助读者从整体上把握不同病例之间的关系与差异，使得学习更加井井有条。不仅如此，本书力求保持病例的多样性，以让读者能够从各个角度深入了解神经系统疾病的基本概况和诊断，为身临其境的实际工作提供强有力的指导。

总而言之，本书既是学习的"教科书"，也是鉴别诊断的"参考书"。我们不仅期待更多的影像科医师，神经内外科医师以及其他临床医师都能从中受益，我们也期待它能为神经影像学领域的学者带来一些有益的思考和启示。博学之，审问之，慎思之，明辨之，方能在推敲中开拓自身的认知"眼界"，推动医学研究领域的范式革新。

愿您能从本书中收获些许启示，是为序。

毛颖

前　言

中枢神经系统影像技术进展

对中枢神经系统影像学的研究肇始于 1895 年，伦琴于当年发现了 X 射线，随后 X 射线几乎是立刻被用于对脑部进行成像检查，为中枢神经系统影像学奠定了基础。1972 年计算机断层成像（computed tomography，CT）的引入是通过 X 射线和计算机技术实现了体素可视化，革命性地改进了脑部成像。事实上，人类历史上第一张 CT 成像就是脑部 CT 成像。随后，20 世纪 80 年代的磁共振成像（magnetic resonance imaging，MRI）为神经影像学研究提供了更为详细的解剖信息。技术的革新带动了对中枢神经系统影像学的研究进展。目前，层出不穷的新技术正在不断推动中枢神经系统影像学的范式转化，计算机、人工智能与医学影像的结合使得对疾病的识别、鉴定及发生、发展、转归的判断更加直观，影像的呈现和识读朝着规范化、智能化的趋势迈进。我们在本书前言中，筛选了部分中枢神经系统影像学的最新进展进行简单文字介绍，后面的病例解析中读者可以看到这些技术在实践中的一些应用。

高场强磁共振

磁场强度（即场强），是磁共振成像中的最关键参数之一，它对成像质量和应用的影响至关重要。磁场强度通常以特斯拉（Tesla，T）为单位，表示磁场的强度。较高的磁场强度通常意味着更好的信噪比和更高的空间分辨率。因此，高场强磁共振在获取更清晰、更详细的解剖和功能信息方面更具优势，尤其在神经系统成像领域。临床上常用的磁共振机器场强一般为 1.5 T 或 3.0 T。目前，公开报道的场强最高的磁共振设备为法国与西门子医疗共同研发的 11.7 T 磁共振，已完成对健康志愿者的脑部图像采集。现阶段获得国家监管批准可用于临床检查的磁共振最高场强为 7.0 T，相关设备被称为 7.0 T 磁共振。依托 7.0 T 高场强磁共振超高的信噪比优势，能够无创高清呈现穿支动脉、海马、纹状体等脑部微细结构，在脑科学、帕金森病、多发性硬化、脑肿瘤等神经系统疾病研究方面有着特别重要的临床和科研意义。如在 7.0 T 磁共振下，时间飞跃法磁共振血管成像（time of flight MRA，TOF-MRA）可以显示豆纹动脉等管径相对小的血管，真正达到了无创清晰显示穿支动脉。这不仅能帮助明确发生在基底节区域梗死的原因，同时对于明确梗死是发生在大血管还是小血管具有重要的鉴别诊断意义。在运动障碍疾病的研究中，使用 7.0 T 磁共振技术能够对帕金森病和亨廷顿病等疾病的解剖学变化提供直观显示，有助于患者的早期诊断。对于癫痫病例，7.0 T 磁共振技术能检测到由癫痫引起的海马微观结构变化及在常规中枢神经影像上隐匿的致病性局灶性脑皮质发育不良等，为癫痫的病因诊断和治疗决策提供关键支持。

高级磁共振成像序列和相关后处理及分析

在医学影像领域，磁共振成像相对年轻，其应用范式远未达到极限。随着科学技术的进步和医学影像检查需求的不断增加，新的磁共振成像序列不断被开发出来，为临床诊断、手术规划及科学研究提供更丰富的信息和更精准的解剖学结构展示。以下为部分高级 MRI 序列的简单介绍。

1. 弥散加权成像（diffusion weighted imaging，DWI）

DWI 利用水分子在组织中的自由扩散状态来获得图像信息。有特殊结构的组织（如细胞密度大、纤维排列一致性高等）会限制水分子不同方向的自由扩散，导致不同成分组织的扩散系数不同。DWI在脑缺血性卒中的早期诊断中应用最为广泛，可准确地提示缺血后脑组织弥散受限的位置及受限程度。在显示和鉴别肿瘤和非肿瘤病变、感染、变性疾病等方面都很有价值。

2. 弥散张量成像（diffusion tensor imaging，DTI）

DTI通过测量水分子在生物组织中的扩散来评估神经纤维束的走向。水分子在脑组织中的扩散方向会受到神经纤维束、髓鞘和细胞排列形式等限制，因此，DTI可以提供关于神经纤维定向性和完整性的信息。如在中枢神经系统肿瘤诊治中，DTI可以显示神经纤维束与肿瘤的关系，以及神经纤维受累程度，使外科医师可以在术前、术中更清楚掌握肿瘤和白质纤维的空间关系，使手术方案的制定和手术操作更加可靠安全，并可评估预后。另外，DTI因其对白质纤维束异常的直观显示，在特殊脑白质病变中也有一定的应用，如对多发性硬化、肌萎缩侧索硬化等疾病评估也有一定价值。

3. 磁敏感加权成像（susceptibility weighted imaging，SWI）

SWI是一种对含铁物质具有高灵敏度的磁共振成像技术。通过引入静态磁场梯度，SWI能够清晰显示静脉血管、出血、含铁血黄素沉积等，在脑出血性疾病、血管畸形、静脉相关疾病的直观显示中有巨大作用，临床应用越来越广泛。

4. 双反转恢复（double inversion recovery，DIR）序列

DIR序列是一种通过施加两个反转脉冲来选择性抑制不同组织信号的成像序列，可以同时获得压脂、压水、压白质的效果，从而形成特殊的脑/脊髓灰、白质对比。和其他常规序列相比，DIR

序列成像时间相对较长，一般需 10 分钟以上，但它可以显著提高病变的显示度，尤其是皮质及近皮质病变。近年来 DIR 技术在空间分辨率、采集速度及信噪比提升方面不断改进，图像伪影减少，在中枢神经系统特殊病变中的应用不断增多，尤其是以多发性硬化为代表的一组炎性脱髓鞘病变。另外，对微小癫痫灶的检出，以及肿瘤、非肿瘤的影像鉴别诊断中，也越来越受到重视。

5. MRI 灌注成像（arterial spin labeling MR perfusion，ASL）

动脉自旋标记（ASL）MR 灌注成像俗称"不打药灌注"，是一种不需要注射造影剂就能获得组织血流灌注信息的成像技术（与传统注射造影剂方法，如 DSC 和 DCE 不同）。成像原理核心是通过在颅底使用射频脉冲标记动脉血中的水分子，分别采集标记前、后的头部所有组织 MRI 成像信息，然后进行减影，去除静态组织信息后，留下动态血流信息。ASL 最常使用参数是脑血流量（CBF）。ASL 有内在技术缺陷，如图像信噪比较低、空间变形等，目前科学家不断通过多种手段进行图像质量的改进。在脑血管病，肿瘤、非肿瘤鉴别诊断等临床实践中，ASL 均已有很广泛应用。

6. 磁共振波谱（magnetic resonance spectroscopy，MRS）

MRS 是通过测量组织中一些化学物质的信号来获取组织特征信息。在磁场的作用下，原子核会发生共振，产生特定的高频信号。这些信号由不同化学成分的原子核产生，如氢、磷、碳等。在 MRS 中，这些信号被解析成频谱，每个频率对应一种代谢产物。通过分析这些频谱，可以确定组织中各种代谢物的含量，并通过代谢物的相对浓度变化来诊断疾病。MRS 在神经系统疾病诊断上最经典的应用是计算胆碱（choline）和 N- 乙酰天冬氨酸（N-acetyl-aspartate，NAA）比值，来鉴别中枢神经系统肿瘤、非肿瘤病变，鉴别肿瘤复发和治疗后改变等。除此之外，近年来开发的新技术允许通过 MRS 在体无创检测肿瘤代谢产生的特殊标志性化合物，如 2- 羟基戊二酸（2-HG）、谷氨酸（Glu）、谷氨酰胺（Gln）等。如通过检测 2-HG 与 Glu 的比值推测脑胶质瘤中 *IDH* 突变的有无，可以在手术前指导手术策略的制定及更好地预测患者预后。在多发性硬化的研究中，有学者发现 NAA 降低及肌醇升高提示神经元损伤或功能障碍，以及持续的胶质增生和炎性反应等。

7. 磁共振弹性成像（magnetic resonance enterography，MRE）

MRE 可以从影像学角度无创、定量评估大脑深部组织的机械性能。通过外界的振动装置将振动波传播到所需要研究的组织部位，并评估机械波在组织中的传播，可以重建出组织的结构及弹性数值，在评估组织的纤维化程度上具有很大的作用。MRE 研究神经退行性疾病（如阿尔茨海默病、帕金森病）中脑组织的刚度变化，可为诊断和治疗提供辅助信息。

8. 功能磁共振成像（functional magnetic resonance imaging，fMRI）

fMRI 广义上代表一切可以提供除解剖成像以外信息的磁共振技术。临床实践中，狭义 fMRI 一般指血氧水平依赖脑功能成像（blood oxygen level dependent functional magnetic resonance imaging，BOLD-fMRI）。当大脑特定位置神经元兴奋时，该脑区血流中氧合与去氧合血红蛋白的比例改变会引起局部磁场信号改变，通过 fMRI 信号采集及后处理重建，可以间接反映出大脑神经元活动的位置及强度等信息。fMRI 已经广泛应用于临床研究与基础神经科学研究中，在癫痫、帕金森病、阿尔茨海默病、精神分裂症等多种神经系统疾病的诊治中发挥重要作用。fMRI 技术在神经外科手术中亦有关键应用，如脑肿瘤患者在接受特定刺激（如语言、

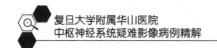

视听、运动等刺激）后，能够激活大脑皮层的各个相关功能区，在 fMRI 图像中呈现活跃状态。这可作为术前规划甚至术中评估的一部分，助力脑肿瘤的最大安全范围切除，使手术达到尽可能保留患者运动和感觉功能、语言功能的效果。

9. 图像纹理分析（texture analysis of imaging）

纹理是图像强度中局部变化的重复模式，表现为图像粗糙度、对比度、方向性、线条相似性、规则性的度量，在医学影像中，纹理一般表现为图像在二维空间的灰度变化模式。通过机器学习算法对医学影像中的纹理进行自动化分析和推理，可以得出关于组织结构、特征和性质的诸多信息。许多疾病会使患者的某些器官的组织结构发生变化，从而导致影像中病变器官的纹理发生改变。通过提取并基于标准化分析医学图像中病变组织和器官的纹理结构特征，可以辅助医师进行科学诊治。在中枢神经系统影像中，纹理分析是强大的分析工具之一，可以对复杂疑难中枢神经系统疾病的影像进行识读和鉴别诊断。目前，MRI 图像纹理分析的应用包括胶质瘤恶性程度分析、脑肿瘤鉴别诊断及寻找癫痫、阿尔茨海默病和多发性硬化等不同疾病的影像标志特征，其具有强大的泛用性。纹理分析也可以联合或内嵌在最新的机器学习算法中，如卷积神经网络、深度神经网络等一系列模型，从而提升相关工具的应用广度和深度。

10. 影像定量（quantitative radiology）

在传统的医学影像研究中，以病灶为中心的指导思想常常会将组织简化为病理性或正常结构，并通过二值化方式进行标记。然而，疾病的发生、发展是连续的过程，传统二值化方法的不足之处在于抹除了疾病发展的动态过程，从而损失了对疾病发生发展动态情况的客观评价。例如，在脑梗死中，缺血半暗带的形成挑战了二值化的分类方法，如何通过精确的定量方法去评估"缺血，但可逆转"区域影响了缺血性卒中治疗方式和预后评估。与之相反，影像定量通过收集多个序列的多个参数，对医学图像的信号变化提供客观衡量标准。随着快速采集方法的不断发展，如磁共振指纹技术的出现，可以在单个短图像采集期间获取多参数定量MRI数据，推动了影像定量技术的发展和应用。这些新兴的定量方法不仅有望提高对疾病过程的理解，还可以为医学影像领域带来更精确、客观的定量评估，从而为医师提供更丰富的信息支持，帮助他们做出更准确的诊断和治疗决策。

11. 影像组学（radiomics）

影像组学由荷兰学者 Lambin 等于 2012 年提出，定义为采用高通量技术从影像图像中提取成像特征，创建可利用的数据库。影像组学方法的具体步骤包括获取图像、病变兴趣区域勾画及分割、提取影像学特征、特征筛选、建立预测模型并验证等。

影像组学主要有 2 种类型：基于特征的影像组学（即经典影像组学）和基于深度学习的影像组学（deep learning-based radiomics，DLR）。影像组学具有非侵入性、客观性、准确性及可重复性较高的特点，在肿瘤性病变的应用中发展最快，目前已广泛应用于胶质瘤、肺癌、乳腺癌、前列腺癌等肿瘤的诊断、分期或分级、基因预测、治疗效果评价及预后判断等方面。

在脑胶质瘤应用方面，大量研究报道了基于常规和功能 MRI 的深度学习和影像组学方法，进行术前鉴别诊断、分级、基因分型及预后预测等。如预测高级别和低级别胶质瘤中的 *IDH1/IDH2* 突变，低级别胶质瘤中的 1p19q 共缺失状态，胶质母细胞瘤中的 MGMT 启动子甲基化，肿瘤中的 *EGFRv III* 突变，中线胶质瘤中

的 *H3K27M* 改变，以及在 *IDH* 野生型胶质瘤中 *TERT* 启动子突变和 *EGFR* 扩增等；根据胶质母细胞瘤患者治疗后 MRI 数据训练的肿瘤分割模型可以自动评估肿瘤体积；使用影像组学特征来分析肿瘤微环境，即通过分析肿瘤及其栖息地的空间关系和纹理模式，来捕捉肿瘤周围区域的变化，这些信息有助于识别肿瘤浸润区域，评估肿瘤浸润程度，以及对神经功能的影响等。

12. 人工智能（artificial intelligence，AI）

人工智能是一门研究计算机模拟人类思维过程与智能化行为的学科。近年来，AI 在中枢神经系统影像学中的应用取得了显著进展，特别是在病灶检测、病灶分割、肿瘤分型和疗效预测等方面，显著提升了影像诊断的效率。

AI 在脑疾病的诊断中发挥重要作用。例如，利用三维卷积神经网络（convolutional neural networks，CNN）和递归神经网络（recursive neural network，RNN）对脑出血和脑梗死进行检测和分割，可以有效评估卒中的病情分级和预测转归。对于阿尔茨海默病和帕金森病等神经退行性疾病，AI 技术通过深度学习算法提高了早期诊断的可能性。例如，结合深度神经网络及卷积神经网络算法识别阿尔茨海默病和帕金森病的分类特征，诊断准确度能达到 90% 以上。AI 在中枢神经系统肿瘤的诊断和治疗中也有广泛应用，特别是脑膜瘤和胶质瘤两个瘤种。深度学习算法被用于脑膜瘤的检测、分割和分级，可与人工分割结果相媲美。对于胶质瘤，AI 模型可以通过 MRI 影像数据无创分类肿瘤的 IDH 和 1p/19q 状态，从而提高肿瘤分子生物学表达的预测准确性，辅助临床决策。

在脑肿瘤治疗中，AI 可用于预测预后和评估疗效。通过提取影像学特征，AI 模型可以准确预测胶质母细胞瘤患者的无进展生存期和总生存期，助力手术和用药决策。除此之外，人工智能生成的诊断可以近乎实时地反馈给医师，助力医疗决策，并大大减少人力的消耗及误诊。近年来出现的生成式人工智能，如 ChatGPT、文心一言等，在人机对话和个性化医疗方面发挥着重要作用。通过自然语言处理技术，AI 系统能够与患者进行交互式对话，收集病史、症状等信息，提供个性化的医疗建议和辅助诊断。这种互动不仅改善了医疗服务的效率和可及性，还为患者提供了更加个性化的健康管理方案和专属治疗。

13. 数字孪生（digital twin）

在医学影像学领域中，数字孪生旨在通过数字空间模拟现实世界的人的一切影像学、生理学与分子生物学及动力学景观，它是影像学发展至今所有尖端技术的凝聚与集合，深度结合了医学影像学、计算科学、数学和工程学等学科。具体到中枢神经系统，数字孪生技术致力于复刻全脑尺度内部结构与全连接信息，并实现长程动态脑功能解算。2013 年，欧盟发起的"人类脑计划"是对人脑数字孪生模型的一次大胆尝试，旨在使用计算机模拟大脑，并建立生成、模拟、分析脑功能的重要平台，但进展缓慢。目前，国内外多个组织和研究团体致力于从大脑全尺度连接模型与脑功能动态模拟两个角度构建大脑数字孪生模型，通过多模态成像、深度学习、神经网络等技术手段，解析大脑神经与功能的实现基础与机制。除了大脑全尺度的数字孪生模型外，对于某些特定的疾病范式建立数字孪生模型也是目前的研究热点。脑胶质瘤的数字孪生模型使研究者能够提前评估胶质瘤未来可能的生长方式和浸润程度，实现虚拟活检、治疗模拟和结果预测。通过使用脑卒

中患者的医学数据生成数字孪生模型，可在模拟环境下评估血管
的闭塞程度及血液的流变动力学，从而精准制定治疗方法（如取
栓术等）和评估疗效。

上述影像学技术的进展为未来影像学诊断打开了新思路，同
时也是我们学习、使用、研究影像的重要工具，各位读者在后续
病例和临床实践中可以融会贯通，为患者进行更好的诊断和治疗。

初曙光　花玮

目　录

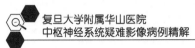

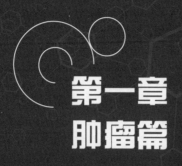

第一章
肿瘤篇

　　2021 年 WHO 发布了《中枢神经系统肿瘤分类（第 5 版）》，使中枢神经系统肿瘤的诊断从组织学诊断进入到融合分子诊断的整合诊断时代。中枢神经系统肿瘤分为原发性肿瘤和转移性肿瘤，各占约 50%。原发性肿瘤又可以分为脑内和脑外，还包括其他如脑膜源性肿瘤、血管源性肿瘤、神经源性肿瘤、血液淋巴源性肿瘤和黑色素细胞肿瘤等。另外也有部分肿瘤是按照部位分类，如鞍区、松果体区、脉络丛。少部分中枢神经系统肿瘤是基因－肿瘤综合征的一部分，可以检测到特异的基因突变和体部的特异表现。

　　神经系统肿瘤影像特异性不强，影像诊断需要不断地经验积累。诊断思路首先是鉴别病变性质是肿瘤病变还是非肿瘤病变，其次区分是原发性或转移性，脑内或脑外，最后结合病史给出一个最接近病理的影像学诊断，或者为神经外科、病理科提供一些其他非定性诊断但有用的影像信息。

病例 1　颅咽管瘤

男性，39 岁，视物模糊 1 月余。

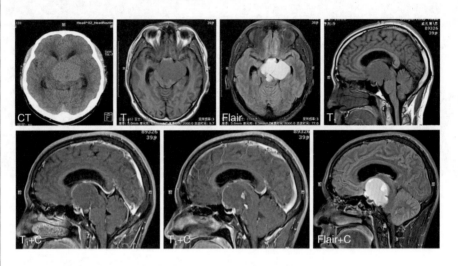

影像学表现：

1. CT 平扫：脑内中央区域巨大略高密度囊状影，未见钙化。

2. MRI：鞍区见分叶状病灶，T_1WI 呈低信号、Flair 呈明显高信号囊状，边界清晰。增后强 T_1WI 分别见囊壁部分强化（尤前部）及囊内后部强化小结节。增强 Flair 显示后部强化结节及前部相同部位囊壁强化，均较增强 T_1WI 更显著。

病理诊断：颅咽管瘤，造釉细胞型（craniopharyngioma）。

疾病介绍和影像学特点：颅咽管瘤是鞍区、鞍旁区生长缓慢且常见的一种良性肿瘤，分为造釉细胞型颅咽管瘤（儿童，囊性多见，与体细胞 *CTNNB1* 基因突变导致 WNT 信号通路异常激活有关）和乳头型颅咽管瘤（成人，实性多见，与 *BRAF V600E* 突变相关）。

笔记

典型颅咽管瘤发生于鞍上。但颅咽管瘤可从垂体－下丘脑轴的任何一点发生并沿此轴发展，肿瘤可从位于蝶鞍到大脑的第三脑室，约 50% 的肿瘤起源于第三脑室底水平的漏斗和（或）灰结节区域，往往与垂体柄关系密切，主要向第三脑室发展。发病机制目前有两种推测：①先天胚胎残留理论：即起源于残余外胚层颅咽管上皮；②鳞状上皮化生理论：1955 年 Luse 和 Kernohan 经过大量尸检发现，垂体腺中鳞状上皮细胞巢的出现率只有 24%，且随年龄增长而增加。他们据此认为鳞状上皮细胞巢是垂体细胞化生的产物，不是胚胎残留物。

造釉细胞型颅咽管瘤的典型影像学表现为鞍内／鞍旁区囊实性病灶伴钙化。CT 平扫中，颅咽管瘤多呈囊性或部分囊性，形态通常呈类圆形，少数呈分叶状。其 CT 值变化范围较大，含胆固醇时 CT 值较低，含钙质时 CT 值较高。大部分病例实质部分与囊壁可见钙化，钙化形态不一，可以是沿囊壁呈壳状钙化，或在实体肿瘤内呈点状或不规则钙化。CT 增强扫描中，多数颅咽管瘤实质呈均匀或不均匀强化，囊壁也可强化。一般情况下，无脑水肿，但室间孔阻塞时可能出现脑积水。MRI 平扫实质部分（包括钙化组织）和肿瘤囊壁，在 T_1WI 上可呈现从低信号到高信号的各种信号。在 T_2 上，由于钙化部分分布不均匀，通常也呈现高低不同的多种信号，增强后实质部分呈现不均匀的增强。有研究总结，造釉细胞型颅咽管瘤有"90% 原则"特征：90% 呈囊性、90% 有钙化、90% 囊壁强化。

在鞍上囊性病灶中，颅咽管瘤、侵袭性垂体瘤和 Rathke 囊肿的手术方法和治疗策略不同，因此术前影像诊断起着重要的决策

笔记

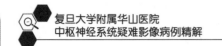

治疗价值。当鞍上囊性病灶没有钙化及实性成分少时，有研究认为增强后 Flair 序列对颅咽管瘤和 Rathke 囊肿有鉴别价值（颅咽管瘤增强 Flair 囊壁强化程度弱于增强 T_1WI）。此外，颅咽管瘤分型从 1962 年的外科学分型（鞍内型、鞍内－鞍上向前扩展型、视交叉后型、巨大型、不典型），发展到 1990 年显微镜手术年代的分型（单纯鞍内－鞍膈下型、鞍内－鞍上型、鞍膈上－视交叉旁－脑室外型、脑室内－脑室外型、单纯脑室内型、脑室旁型），再到内镜时代的 QST 分型（Q 型：鞍膈下型；S 型：鞍上－蛛网膜腔型；T 型：结节漏斗型）。可以说影像学信息对于手术入路的选择越来越显示出其价值。

关键点：增强 Flair 上颅咽管瘤囊壁强化较 T_1WI 增强更明显，文献报道可依此鉴别 Rathke 囊肿（囊壁强化弱于 T_1WI 增强）。

参考文献

1. AZUMA M，KHANT Z A，KITAJIMA M，et al. Usefulness of contrast-enhanced 3D-Flair MR imaging for differentiating rathke cleft cyst from cystic craniopharyngioma[J]. AJNR Am J Neuroradiol，2020，41（1）：106-110.

2. LOUIS D N，PERRY A，WESSELING P，et al. The 2021 WHO classification of tumors of the central nervous system：a summary[J]. Neuro Oncol，2021，23（8）：1231-1251.

病例 2 孤立性纤维性肿瘤

男性，21岁，运动后出现视物重影，右眼外展受限，右侧额部、脸颊麻木感。

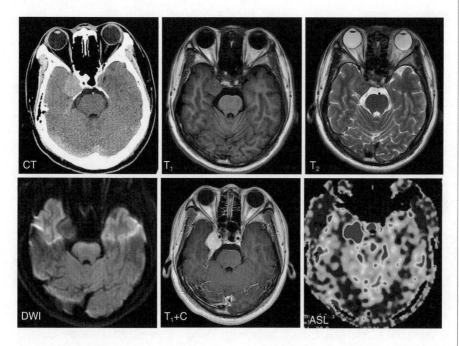

影像学表现：

1. CT：右侧鞍旁稍高密度软组织肿块影，密度均匀。

2. MRI：右侧鞍旁肿块，紧贴右侧海绵窦，呈 T_1WI、T_2WI 近等信号，T_2WI 内部小片低信号，DWI 等低信号，增强后明显均匀强化，见脑膜尾征。

3. ASL：高灌注。

病理诊断：孤立性纤维性肿瘤（solitary fibrous tumor，SFT），WHO I 级。

疾病介绍和影像学特点：孤立性纤维性肿瘤是一种少见的梭形细胞肿瘤，最初被认为是起源于浆膜腔间皮细胞的局限性间皮瘤，也曾被称为血管外皮瘤。Klemperer 和 Robin 于 1931 年报道发生于脏层胸膜的纤维性肿瘤，后来陆续发现也有发生于浆膜以外的多种脏器及软组织，如胰腺、膀胱，包括中枢神经系统等。2021 年 WHO 发布的《中枢神经系统肿瘤分类（第 5 版）》中将其定义为Ⅰ～Ⅲ级，归类为非脑膜上皮起源的一类脑膜源性肿瘤，起源推测为纤维母细胞。

SFT 好发于 40～60 岁，男性多见。临床表现主要为肿瘤占位和颅内压增高症状。根据肿瘤部位及大小表现出头痛、恶心、呕吐、癫痫、嗅觉丧失、视野缺失、共济失调、偏瘫等相应症状。

SFT 的影像表现常与脑膜瘤类似，如以硬膜为基底、实性为主、均匀强化及脑膜尾征等，容易误诊。部分 SFT 在 T_1WI 或 T_2WI 序列可见条索状较低信号，有相对诊断特异性。另外，和脑膜瘤相比，瘤内钙化、出血、坏死及囊性病变或相邻骨质增生相对少见。

SFT 较脑膜瘤更容易发生颅外转移，也有报道Ⅰ级 SFT 全切后复发及恶性转化，因此建议长期随访。

关键点：中青年，男性，脑外肿瘤（注意和脑膜瘤鉴别）。

参考文献

1. OHBA S, MURAYAMA K, NISHIYAMA Y, et al. Clinical and radiographic features for differentiating solitary fibrous tumor/hemangiopericytoma from meningioma[J]. World Neurosurg, 2019, 130：e383-e392.

2. LOUIS D N, PERRY A, WESSELING P, et al. The 2021 WHO classification of tumors of the central nervous system：a summary[J]. Neuro Oncol, 2021, 23（8）：1231-1251.

病例 3　神经纤维瘤病 I 型

女性，13 岁，自幼智力发育迟缓，广泛皮肤咖啡牛奶斑（手臂、前胸等），近 3 个月头不自主运动，外院基因检测确诊 NF I。

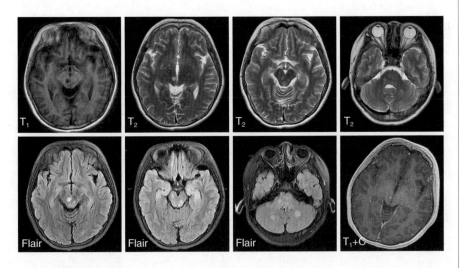

影像学表现：

MRI：中脑、脑桥及双侧小脑半球多发点状、小结节状 T_1WI 低信号、T_2WI 及 Flair 高信号，增强后中脑右侧病灶强化。

临床诊断： 神经纤维瘤病 I 型（neurofibromatosis type I，NF I）。

疾病介绍和影像学特点： 神经纤维瘤病分为 3 类：神经纤维瘤病 I 型（17 号染色体上的 *NF1* 基因突变导致，多发生于 10 岁以内儿童，视神经胶质瘤常见）、神经纤维瘤病 II 型（neurofibromatosis type II，NF II）（22 号染色体上的 *NF2* 基因突变导致，青少年多见，双侧听神经瘤及多发脑膜瘤多见）、神经鞘瘤（*SMARCB1* 和 *LZTR1* 基因突变，20 岁以上多见）。

NF Ⅰ是一种由 *NF Ⅰ* 基因突变导致的常染色体显性遗传病，也有散发型基因突变的报道。*NF Ⅰ* 是一种抑癌基因，它编码神经纤维瘤蛋白的表达，其突变往往导致 RAS 通路的活性异常上调与细胞过度增殖。本病是一种累及皮肤、神经等多系统的全身性疾病，也被称为神经皮肤综合征，典型临床表现包括皮肤咖啡牛奶斑、多发性神经纤维瘤、腋窝或腹股沟雀斑等，其中多发性神经纤维瘤最为典型，具有显著特征性。NF Ⅰ导致的神经纤维瘤于体表多见，表现为橡胶状外生软结节或皮下肿块，直径为数毫米至数厘米，数量可从几个至上千个不等。在中枢神经系统影像检查中，NF Ⅰ可表现为颅内多发的幕下及丘脑小灶 T_1WI 低信号、T_2WI 及 Flair 高信号病变，一般认为代表髓鞘空泡化的发育不良性白质病变，在患者 10 岁后部分病灶会逐渐消退。本例患者发病年龄小，基因检测确诊为 NF Ⅰ，患者未进行手术治疗，随访中。结合文献，本例推测为良性病变，病理为错构结节或有低级别胶质瘤可能。

需要强调的是，NF Ⅰ导致的神经纤维瘤病是一种良性疾病，但是 NF Ⅰ患者，尤其是儿童，罹患中枢神经系统肿瘤，如儿童视神经胶质瘤 / 视路胶质瘤的风险会大大增加，临床多表现为视力下降，也有病例表现为性早熟。

目前 NF Ⅰ诊断主要参考 2021 年国际神经纤维瘤病诊断标准共识组修订的诊断标准：

1.6 个或 6 个以上的咖啡牛奶斑，青春期前直径＞ 5 mm 或青春期后＞ 15 mm。

2.2 个或 2 个以上任何类型的神经纤维瘤或 1 个丛状神经纤维瘤。

3. 腋窝或腹股沟区雀斑。

4. 视神经胶质瘤。

5. 裂隙灯检查到 2 个或 2 个以上 Lisch 结节，或光学相干层析成像或近红外影像检查到 2 个或 2 个以上脉络膜异常。

6. 特征性骨病变，如蝶骨翼发育不良、胫骨前外侧弯曲或长骨假关节。

7. 正常组织（如白细胞）中具有致病杂合子 NF Ⅰ 变体。

父母未患病者满足上述标准 2 项或 2 项以上；父母患病者满足上述标准 1 项或 1 项以上，可诊断为 NF Ⅰ 型。

在影像学上，NF Ⅰ 需与 NF Ⅱ 相鉴别。NF Ⅱ 在中枢神经系统影像检查中也可表现为颅内幕下多发异常信号。但 NF Ⅱ 一般发生于成人，其典型病变为双侧听神经瘤（实质上是神经鞘瘤），与之对应的是 NF Ⅰ 不常导致听神经鞘瘤，且一般均为单侧。另外，NF Ⅱ 一般无皮肤相关病变，而以中枢神经系统病变为主，可伴发脑膜瘤、室管膜瘤等病变。基因检测是鉴别 NF Ⅰ 与 NF Ⅱ 的金标准。

2023 年中国《罕见病研究》期刊发表了 NF Ⅰ 多学科诊治指南，除了手术等传统治疗方法外，基于基因检测的靶向治疗，如司美替尼（selumetinib）等也进入了临床试验。未来针对这种难治性、复杂性疾病的方法会越来越多。

关键点：病灶以幕下、多发为主，病灶多数较小。

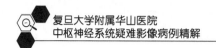
参考文献

1. CALVEZ S，LEVY R，CALVEZ R，et al. Focal areas of high signal intensity in children with neurofibromatosis Type 1：expected evolution on MRI[J]. American Journal of Neuroradiology September，2020，41（9）：1733-1739.

2. BOROFSKY S，LEVY L M. Neurofibromatosis：types 1 and 2[J]. AJNR Am J Neuroradiol，2013，34（12）：2250-2251.

病例4 神经纤维瘤病Ⅱ型

女性，27岁，幼年开始左眼斜视，右眼视物不清。2018年怀孕2个月时出现双侧耳鸣，当时未进行检查和治疗；怀孕5个月时出现右侧耳聋。查体：腹部和头皮有褐色斑。目前患者小便障碍。

基因检测：*NFⅡ*基因有1个杂合突变（c.169C > T）。未进行手术治疗。

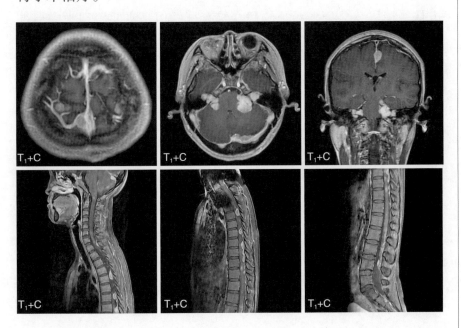

影像学表现：

1. 头颅：增强 T_1WI 显示双侧额顶部凸面及大脑镰多发强化结节（推测为脑膜瘤），双侧听神经不规则增粗、强化、伴肿块影（推测为听神经瘤）。

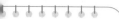
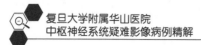
2. 脊椎：全椎管内多发异常强化结节，宽基底贴于脊膜（推测为脊膜瘤），马尾多发结节强化，推测为脊膜瘤或神经鞘瘤可能。

临床诊断：神经纤维瘤病 Ⅱ 型（neurofibromatosis type Ⅱ，NF Ⅱ）。

疾病介绍和影像学特点：NF Ⅱ 是一种由 *NF Ⅱ* 基因突变导致的常染色体显性遗传病。*NF Ⅱ* 基因与 *NF Ⅰ* 基因相似，也编码抑癌蛋白，该基因编码一种称为 Merlin 的抑癌蛋白。该蛋白杂合突变导致其抑癌活性失活进而导致本病的发生。本病同 NF Ⅰ 类似，也是一种累及全身多系统的病变综合征，但是主要表现为中枢神经系统的多发肿瘤，尤以双侧听神经瘤为著。本病患病率远低于神经纤维瘤病 Ⅰ 型，为 1/60 000 ～ 1/25 000。

临床表现上，本病主要累及中枢神经系统，也累及眼和皮肤。双侧听神经瘤为最常见的标志性表现，患者一般以听力损失为首发症状。听力损失最初通常是单侧的，可伴耳鸣、头晕。其他部位的肿瘤包括颅内神经鞘瘤、脑膜瘤、脊柱肿瘤（髓内及髓外均可发生）。肿瘤增大可能出现非特异性的颅内占位表现，包括脑干受压、颅内压升高和脑积水症状。60% ～ 80% 的患者发生白内障，儿童比成年人更加明显，可能在听神经症状出现前发生。本病的皮肤表现多种多样，包括斑块样病变、皮下结节和皮内肿瘤。这些肿瘤中绝大多数是周围神经的神经鞘瘤。

本病在临床上通常分为轻型和重型两类：Gardner 型（轻型）表现症状较轻，发病较晚，典型症状为双侧前庭神经鞘瘤（在成年时出现），一般为唯一特征；而 Wishart 型（重型）则表现症状较重，病情进展快速，除前庭神经鞘瘤外还伴有多发且快速进展的中枢神经系统其他肿瘤，这些可能比前庭神经鞘瘤出现更早，且该型患者皮肤和眼睛受累情况也更为显著。

本病的影像学检查主要依赖 MRI，首选头颅增强 MRI 检查，怀疑全身病变时可选全身 CT 或 MRI 检查。MRI 上典型征象为结节样实质肿块，边界清楚，病灶一般呈球形，可有附近结构受压移位征象，增强后强化明显。病灶在 T_1WIWI 呈等信号或低信号，T_2WI 呈不均匀高信号，囊变、坏死病灶无强化，病灶通常不存在钙化。

关键点：多发颅内脑外或椎管内肿瘤，尤其双侧听神经瘤。

参考文献

1.	SATHORNSUMETEE S, DESJARDINS A, REARDON D A, et al. Neurofibromatosis type 2[J]. Neurology，2007，68（13）：E14.

2.	VARGAS W S, HEIER L A, RODRIGUEZ F, et al. Incidental parenchymal magnetic resonance imaging findings in the brains of patients with neurofibromatosis type 2[J]. Neuroimage Clin，2014，4：258-265.

病例 5　眶内神经鞘瘤

男性，12 岁，家属发现左侧眼球突出 1 月余，视力良好。

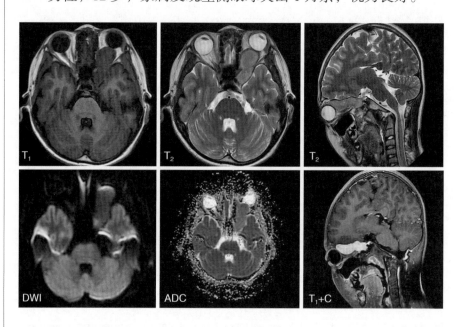

影像学表现：

MRI：左侧眼球后方肌椎间隙内见类椭圆形软组织肿块，视神经孔扩大，上直肌和视神经受压，呈 T_1WI 低信号、T_2WI 等信号，DWI 呈等信号，ADC 上呈等信号，增强后明显均匀强化。

病理诊断：神经鞘瘤（schwannoma）。

疾病介绍和影像学特点：神经鞘瘤是起源于周围神经系统施万细胞的良性肿瘤，多发于 30～40 岁的成年人，而视神经细胞体在外侧膝状体核，轴突被少突胶质细胞髓鞘化，理论上不存在视神经鞘瘤。目前推测眶内神经鞘瘤可能源于支配视神经及其鞘周围脉管系统的小交感神经纤维，或者其他如动眼神经分支、三叉神经分支等。眶内神经鞘瘤一般不侵犯视神经，手术时可与视神经剥离。MRI 可见视神经孔扩大，肿瘤 MRI 表现和颅内神经鞘瘤或椎管内神经鞘瘤相仿。此类病例少见，需要与常见儿童视路胶质瘤鉴别。

治疗上如能进行手术全切预后会较好，受损视力会有机会得到恢复，手术入路可根据肿瘤具体位置、大小、质地等选择开颅或经鼻窦微创内镜下侧颅底入路。如不能进行手术全切也可考虑立体定向放射外科治疗。

关键点：视力正常。

参考文献

1. SHAO Y, XI Q, CHENG A, et al. Pediatric dumbbell-shaped orbital schwannoma with extension to the cranial cavity: a case report and literature review[J]. Front Neurol, 2023, 13: 1071632.

2. NAGASHIMA H, YAMAMOTO K, KAWAMURA A, et al. Pediatric orbital schwannoma originating from the oculomotor nerve[J]. J Neurosurg Pediatr, 2012, 9(2): 165-168.

病例 6　颈椎椎管内外沟通神经鞘瘤

男性，77 岁，四肢麻木伴左侧肢体肌力下降半年。

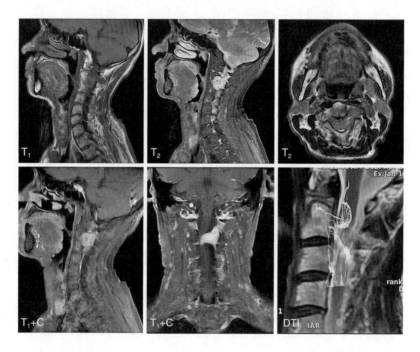

影像学表现：

1. MRI：$C_{2\sim3}$ 水平左侧椎间孔内外生长的哑铃状肿块（横断面），呈 T_1WI 低信号，T_2WI 高信号，T_2WI-cube 等高信号；增强后明显强化，强化均匀，相应节段脊髓明显受压。

2. DTI：显示脊髓白质纤维束受推移。

病理诊断：神经鞘瘤（schwannoma）。

疾病介绍和影像学特点：神经鞘瘤是一种来源于施万细胞的良性肿瘤。临床表现主要以神经功能受损为主，其发生机制可能与基因突变有关。

颅内典型代表为累及前庭神经或蜗神经的肿瘤，亦被称为听神经瘤，占桥小脑角区肿瘤的80%。影像检查可见桥小脑角部位界限清晰的强化肿块影，并有内听道扩大。椎管内的神经鞘瘤，发生于髓外硬膜下，常跨椎间孔内外生长，呈哑铃状，病灶压迫脊髓及脊神经，引起症状。少数患者可伴发神经纤维瘤病，可单发或多发，可合并典型的咖啡牛奶斑及体部多发小结节状肿瘤。

CT检查对于颈部神经鞘瘤可明确肿瘤与颈动脉鞘的关系，根据肿瘤部位及颈总动脉、颈内静脉的关系，能推测肿瘤源自哪根神经。CT检查肿瘤多为中等密度占位，边界清楚光滑，呈类圆形、分叶形、梭形、腊肠状，或为多发肿瘤，部分肿瘤合并液化腔，出现低密度影。MRI上典型表现为实性或囊实性肿块，T_1WI像呈低信号，T_2WI像呈现中到高信号，与周围组织分界较清，并且边缘较光滑，增强扫描时肿瘤明显均一强化，边界更加清晰，可鉴别肿物位于髓内还是髓外。部分肿瘤内可见坏死区，T_1WI像呈低信号，T_2WI像呈高信号。此病例表现较为典型。

关键点： 跨椎间孔、椎管内外生长。

参考文献

1. LEE J H, KIM H S, YOON Y C, et al. Differentiating between spinal schwannomas and meningiomas using MRI: a focus on cystic change[J]. PLoS One, 2020, 15 (5): e0233623.

2. KOELLER K K, SHIH R Y. Intradural extramedullary spinal neoplasms: radiologic-pathologic correlation[J]. Radiographics, 2019, 39 (2): 468-490.

病例 7　颅眶沟通脊索瘤样脑膜瘤

男性，62 岁，主诉头晕。神经系统检查未见明显异常。

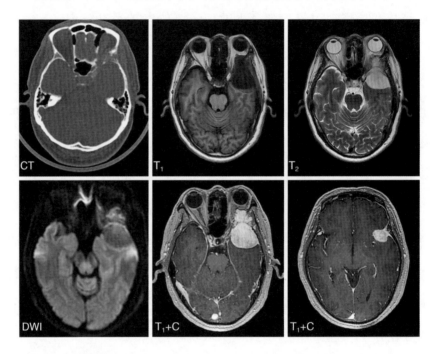

影像学表现：

1. CT（骨窗）：左侧蝶骨大翼、颞骨疏松及不完全骨质吸收，同时混杂骨质增生。

2. MRI：左侧颞极跨颅骨内外肿块，并向眼眶内延伸，呈 T_1WI 低信号、T_2WI 高信号，DWI 不均匀等低信号，增强后明显强化，局部可见脑膜尾征。

病理诊断：脊索瘤样脑膜瘤（chordoid meningioma），WHO Ⅱ级。

疾病介绍和影像学特点：脑膜瘤是起源于脑膜上皮的一类肿瘤，目前认为来源于蛛网膜中的帽细胞，中老年女性好发。最新

2021 年 WHO 中枢神经系统（central nervous system，CNS）肿瘤分类中，脑膜瘤分为 15 个亚型，其中 Ⅰ 级包含 9 个、Ⅱ 级包含 3 个（脊索瘤样型、透明细胞型、非典型）、Ⅲ 级包含 3 个。脊索瘤样脑膜瘤是脑膜瘤的一种罕见组织学亚型，病理特征是上皮样（或梭形）细胞的索状或小梁嵌入富含黏蛋白的基质中，类似于脊索瘤（WHO Ⅱ 级）。

该病平均发病年龄比非脊索瘤样脑膜瘤年轻近 10 岁。在一篇对 220 例脊索瘤样脑膜瘤病例的荟萃分析中，有 23% 的患者在手术后出现肿瘤进展，中位复发时间约为 131 个月。3 年、5 年、10 年无进展生存期分别为 76.0%、67.5% 和 54.4%。

该肿瘤幕上常见（占 88%）。相比其他脑膜瘤，MRI 相对特征是强化更高亮，其他则表现为类似常见的脑膜瘤，如位置为脑外病变，典型表现为宽基底贴附于硬脑膜的实性肿块，并可见硬脑膜累及所致的脑膜尾征等。邻近骨质增生多见，骨质增生和破坏同时存在提示非典型脑膜瘤。

关键点：强化更亮，颅骨破坏。

参考文献

1. POND J B, MORGAN T G, HATANPAA K J, et al. Chordoid meningioma: differentiating a rare world health organization grade Ⅱ tumor from other meningioma histologic subtypes using MRI[J]. AJNR Am J Neuroradiol, 2015, 36（7）: 1253-1258.

2. CHOY W, AMPIE L, LAMANO J B, et al. Predictors of recurrence in the management of chordoid meningioma[J]. J Neurooncol, 2016, 126（1）: 107-116.

3. BAAL J D, CHEN W C, SOLOMON D A, et al. Preoperative MR imaging to differentiate chordoid meningiomas from other meningioma histologic subtypes[J]. AJNR Am J Neuroradiol, 2019, 40（3）: 433-439.

病例 8　鞍旁软骨肉瘤

男性，54岁，自觉出冷汗于外院就诊，行经皮冠状动脉介入治疗。无面部麻木及视物异常等主诉，院内常规检查发现病灶。

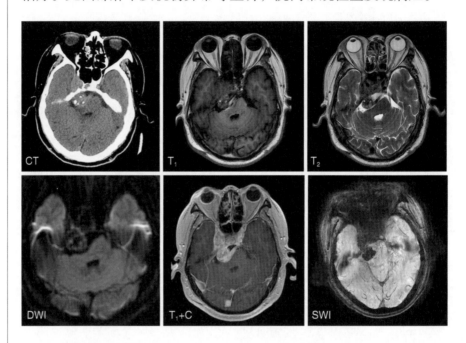

影像学表现：

1. CT：右侧鞍旁跨中后颅窝肿块，病灶内可见多发点状钙化灶，右侧鞍区及颞骨岩部骨质不规则变薄。

2. MRI：T_1WI 近等信号，局部斑点状高信号，T_2WI 等低信号，以 DWI 低信号为主，增强后不均匀强化；SWI 呈明显低信号。

病理诊断：鞍旁软骨肉瘤（chondrosarcoma）。

疾病介绍和影像学特点：鞍旁软骨肉瘤是一种罕见的恶性肿瘤，起源于颅底鞍旁软骨组织，部分伴有 *IDH1* 突变。与体部相比，软骨肉瘤发生于颅底的概率较小，约占颅内肿瘤的 0.15%；鞍旁为好发部位。该病通常发生于中年人，男性比女性更容易患病。症状包括头痛、视力障碍、眼球突出、面部麻木等。症状可能会逐渐加重，甚至导致失明和神经功能障碍。

偏侧生长是与脊索瘤（中央）相鉴别的要点之一。鞍旁软骨肉瘤在 CT 上呈现为不规则形状的软组织肿块，边缘模糊，密度不均匀。肿瘤内部可见钙化和骨化灶，病灶内多发、散在大小不等钙化，有一定诊断特异性。MRI 上呈现为 T_1WI 低信号、T_2WI 高信号的软组织肿块，增强后明显强化。肿瘤内部可见囊变、坏死和出血等改变。PET/CT 上鞍旁软骨肉瘤常呈现为 FDG 代谢异常增高的区域，与周围正常组织的代谢水平相比升高明显。

诊断鞍旁软骨肉瘤通常需要联合头颅 CT、MRI 扫描，以及组织活检。

治疗方案包括手术切除、放疗和化疗等。手术是主要的治疗方式，旨在尽可能完全地切除肿瘤。放疗和化疗可以用于辅助治疗或预防肿瘤复发。

关键点：瘤内多发钙化。

参考文献

1. GUPTA R K，GUPTA L，SARAN R K，et al. Parasellar chondrosarcoma in three young patients: a diagnosis of caution[J]. J Neurosci Rural Pract，2017，8（Suppl 1）：S130-S132.

2. HASEGAWA H，SHIN M，NIWA R，et al. Revisitation of imaging features of skull base chondrosarcoma in comparison to chordoma[J]. J Neurooncol，2022，159（3）：581-590.

病例 9　血管母细胞瘤

男性，65 岁，患者 1 个月前无明显诱因下出现行走不稳伴头晕，站立及行走时头晕明显，呈持续性，卧床休息后头晕稍缓解。

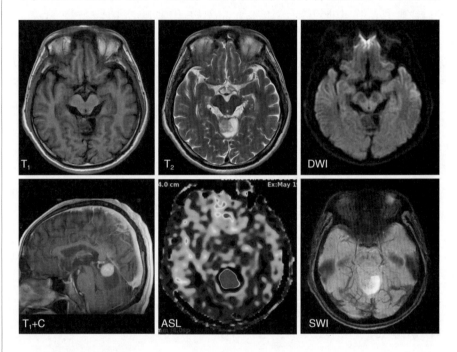

影像学表现：

1. MRI：小脑蚓部见囊 + 实性结节病灶，病灶信号不均匀，T_1WI 等低信号、T_2WI 等高信号，DWI 等低信号，增强后呈囊 + 实性结节强化模式（囊性部分无强化 + 实性结节部分明显强化）。

2. ASL 显示结节高灌注，SWI 未见异常低信号。

病理诊断： 血管母细胞瘤（hemangioblastoma），WHO Ⅰ级。

疾病介绍和影像学特点： 血管母细胞瘤被 2021 版 WHO CNS 肿瘤分类定义为一种血管源性肿瘤，是起源于脑膜间质的非脑膜上皮肿瘤，约 80% 的患者为散发病例，其余和冯·希佩尔 – 林道病（WHO Ⅰ级）相关。通常表现为局部良性肿瘤，镜下主要由血管内皮细胞构成。临床表现依据肿瘤的位置和大小出现神经系统不同症状。

该疾病的确切病因目前尚不完全明确。研究表明，遗传因素可能在某些病例中起到关键作用。此外，一些环境因素（如辐射暴露），也被认为可能增加发病风险。由于其罕见性，关于这种病变的风险因素研究仍处于初步阶段。

MRI 有典型表现，即囊 + 实性结节强化模式，结节强化明显，ASL 呈明显高灌注，该特点可以与同样具有囊 + 实性结节型影像学特征的毛细胞型星形细胞瘤鉴别（毛细胞型星形细胞瘤结节呈略高灌注或低灌注）。血管母细胞瘤出血少见，部分呈实性强化，此时易被误诊。在 MRI 或 MRA、CTA 上寻找连接于结节的增粗迂曲滋养 / 引流血管有一定诊断价值。

本病的治疗取决于多种因素，包括肿瘤的大小、位置及患者的总体健康状况。治疗方法包括手术切除、放疗或药物治疗。特殊情况下可以短期观察、等待治疗时机。

大多数血管母细胞瘤患者预后良好，尤其是在早期诊断和合理治疗的情况下。部分肿瘤由于位置关系可能导致并发症，极少数患者术后可能出现肿瘤复发或远处播散，需要长期的随访和管理。

关键点：ASL 强化结节高灌注。

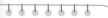
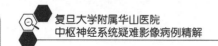
参考文献

1. KIM E H，MOON J H，KANG S G，et al. Diagnostic challenges of posterior fossa hemangioblastomas：refining current radiological classification scheme[J]. Sci Rep，2020，10（1）：6267.

2. SHE D J，XING Z，ZENG Z，et al. Differentiation of hemangioblastomas from pilocytic astrocytomas using 3-T magnetic resonance perfusion-weighted imaging and MR spectroscopy[J]. Neuroradiology，2015，57（3）：275-281.

病例 10 毛细胞型星形细胞瘤（小脑）

女性，41 岁，2019 年 6 月生产第 1 胎后持续头晕，1 年后自觉身体越发疲惫，一直想睡觉，伴头痛。

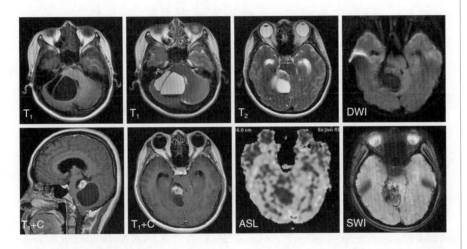

影像学表现：

1. MRI：右侧小脑半球囊＋实性结节病灶，累及脑桥右侧，第四脑室受压变窄，病灶信号不均匀，T_1WI 等低信号、T_2WI 等高信号，可见液平，DWI 以低信号为主。增强后呈囊＋实性结节强化模式（囊性成分无强化＋实性结节成分明显强化）。

2. ASL：强化结节未见高灌注，囊呈低灌注；SWI 显示结节处多发点状及片状低信号（出血）。

病理诊断：毛细胞型星形细胞瘤（pilocytic astrocytoma，PA），WHO Ⅰ级。

疾病介绍和影像学特点：2021 版 WHO CNS 肿瘤分类中，毛细胞型星形细胞瘤定义为局限性星形细胞瘤（circumscribed astrocytic gliomas），占所有儿童原发性脑肿瘤的 17.6%，是儿童最常见的胶质瘤。该病发病率在幼儿中最高，且随着年龄的增长而降低。该型肿瘤由 Penfield 于 1937 年命名，肿瘤由不同比例的含有 Rosenthal 纤维的致密双极细胞、疏松的含微囊及嗜酸性颗粒小体的双极细胞组成，呈现良性生物学行为（局限性和缓慢生长），预后良好。手术完全切除后 5 年生存率高达 95%～100%。

肿瘤可发生于中枢神经系统的任何部位，但以后颅窝（小脑和中线结构如视神经、视交叉及脑干等）多见。临床表现主要依据肿瘤的发病部位引起相应的改变，常见的有头痛、颅内压增高、头大畸形等情况。癫痫在该肿瘤中不常见，肿瘤发生在视路区域可引起视力丧失。

毛细胞型星形细胞瘤的病因及发病机制研究显示，常有 MAPK 信号通路异常，常见的分子改变为 *KIAA1549* 和 *BRAF* 的基因融合，也可见 *NF I* 突变、*BRAF V600E* 突变、*FGFR1* 突变或融合等。

MRI 上毛细胞型星形细胞瘤大致可分为囊伴结节型、肿块型和囊肿型。T_1WI 肿瘤实质为低信号，或等、低混合信号，实质呈低信号时，其周围受压脑组织常显示为薄层高信号带；囊液 T_1WI 上为低信号，一般较实性部分低，有时囊液的比重不同会出现分层，出现液平面；囊壁的厚薄可不均匀。T_2WI 肿瘤实性部分及囊性部分均呈高信号，实性部分信号均匀或混杂，囊性部分信号可稍高于实性部分，也可与其信号相仿。Flair 肿瘤的实性部分呈高信号，囊性部分常常也呈高信号，可高于实性部分。DWI 及 ADC 显示肿瘤弥散不受限，肿瘤的实性部分在 DWI 呈高信号或高、等混杂信号，囊性成分因所含成分不同可高或低于脑脊液，也可与实性部分信号相似。增强后，肿瘤的实性部分和部分囊壁显示明显强化。

特征性影像表现为囊伴明显强化壁结节，本例 MRI 检查显示囊＋实性结节强化模式，小脑半球区域，影像属于典型病例，但患者为中年，相对少见。

关键点：后颅窝，囊＋实性结节，ASL 结节灌注不高。

参考文献

1. CHOURMOUZI D，PAPADOPOULOU E，KONSTANTINIDIS M，et al. Manifestations of pilocytic astrocytoma：a pictorial review[J]. Insights Imaging，2014，5（3）：387-402.

2. KAPOOR M，GUPTA V. Astrocytoma[M/OL]. Treasure Island（FL）：Stat Pearls，2023[2023-01]. https：//www. ncbi. nlm. nih. gov/books/NBK559042/.

病例 11 毛细胞型星形细胞瘤（视路）

女性，12 岁，1 个月内视力迅速下降。

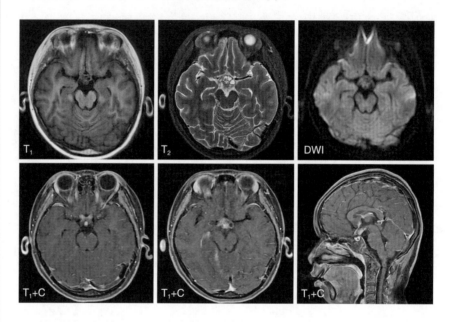

T₁ T₂ DWI

T₁+C T₁+C T₁+C

影像学表现：

MRI：垂体柄、视交叉区及双侧视神经后部增粗，T_1WI 呈不均匀低信号，T_2WI 呈囊实性混杂信号，DWI 呈等低信号，增强后不均匀强化，向上累及下丘脑。

病理诊断：毛细胞型星形细胞瘤（pilocytic astrocytoma，PA），WHO Ⅰ级。

疾病介绍和影像学特点：PA 第一好发部位为小脑半球，其次为视路。此例儿童患者，病灶部位典型，囊实性混杂病灶，弥散信号不高，增强后不均匀强化，符合毛细胞型星形细胞瘤诊断。病灶部位邻近下丘脑、垂体，肿瘤导致的内分泌紊乱纠正难度大。

笔记

关键点： 视交叉区域累及。

参考文献

1. TCHOGHANDJIAN A，FERNANDEZ C，COLIN C，et al. Pilocytic astrocytoma of the optic pathway：a tumour deriving from radial glia cells with a specific gene signature[J]. Brain，2009，132（Pt 6）：1523-1535.

2. LIU H，CHEN Y，QIN X，et al. Epidemiology and survival of patients with optic pathway gliomas：a population-based analysis[J]. Front Oncol，2022，12：789856.

病例 12　毛细胞型星形细胞瘤（基底节区）

女性，26 岁，视物模糊伴右下肢无力，逐渐加重。

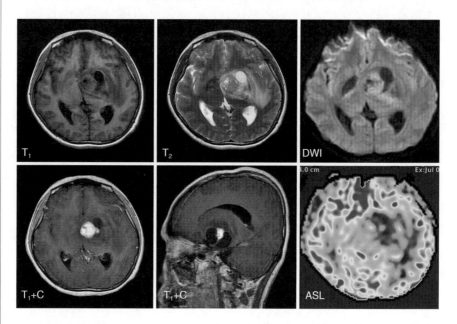

影像学表现：

1. MRI：左侧基底节区病灶，信号不均匀，T_1WI 等低信号、T_2WI 及 DWI 等高信号，增强后呈囊＋实性结节强化模式（囊性成分无强化＋实性结节成分明显强化）。

2. ASL：结节病灶呈略高灌注，囊性成分呈低灌注。

病理诊断：毛细胞型星形细胞瘤（pilocytic astrocytoma，PA），WHO Ⅰ 级。

疾病介绍和影像学特点：PA 在成人患者中，发生于幕上和小脑的比例相当。除部位差别外，其他影像特征性相仿，如囊性结节伴明显壁结节强化，也可为不强化 / 少强化实性肿块。本例病灶主体见于幕上、基底节区，呈囊性结节伴实性强化，尽管结节强化明显，但 ASL 无高灌注表现，与 MRI 强化及 PWI 灌注原理不同相关。

关键点： 年轻患者，囊＋实性结节强化。

参考文献

1. DUC N M. Three-Dimensional Pseudo-Continuous Arterial spin labeling parameters distinguish pediatric medulloblastoma and pilocytic astrocytoma[J]. Front Pediatr，2021，8：598190.

2. BORNI M，JARRAYA F，CHERIF I，et al. Primary adult unilateral thalamic pilocytic astrocytoma with von Recklinghausen's disease mimicking lymphoma：a case report[J]. Radiol Case Rep，2022，17（6）：2186-2190.

病例 13　多形性黄色瘤型星形细胞瘤

女性，17 岁，癫痫发作 1 次，无其他不适。

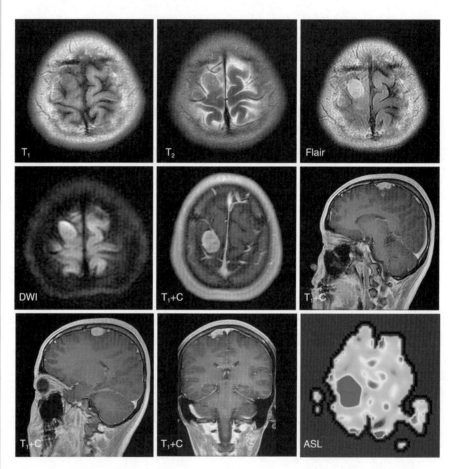

影像学表现：

1. 右侧额叶凸面类椭圆形异常信号，T_1WI 及 T_2WI 近等信号，Flair 及 DWI 高信号，增强后明显均匀强化，矢状面及冠状面增强见病灶模拟宽基底贴于硬脑膜。

2. ASL：明显高灌注。

病理诊断：多形性黄色瘤型星形细胞瘤（pleomorphic xanthoastrocytoma，PXA），WHO Ⅱ级。

疾病介绍和影像学特点：2021版WHO中枢神经系统肿瘤分类中，PXA定义为局限性星形细胞瘤（circumscribed astrocytic gliomas），特征分子改变为*BRAF p.V600E*突变或*CDKN2A*和（或）*CDKN2B*纯合缺失，可为Ⅱ级或Ⅲ级。PXA因具有多形性细胞和黄色的大体观（由于细胞中含有大量的脂质）而得名，是一种罕见的神经系统肿瘤，主要影响儿童和青年人。

该病具体病因目前尚不清楚。一些研究提出了遗传因素的可能性，但目前缺乏明确的遗传标记。环境因素和遗传易感性的交互作用可能在PXA的发展中发挥作用。

PXA的临床症状通常与其在大脑中的位置有关。常见症状包括头痛、癫痫发作、视觉变化或认知功能下降。在某些情况下，PXA可能导致言语困难或运动障碍。

PXA的术前评估主要基于影像学，MRI是首选的影像学检查方法，98%以上的病灶见于幕上，颞叶多见，多因癫痫发作而行检查。病灶表浅（大脑凸面）是特征之一，多呈囊实性肿块表现，肿瘤实性部分强化明显。

治疗取决于肿瘤的大小、位置，包括影像特征。手术切除是首选的治疗方法，旨在尽可能完整地切除肿瘤。术后根据肿瘤的组织学特征和患者的年龄，可以选择辅助治疗，如放疗或化疗。

PXA通常被认为是一个相对良性的肿瘤，预后较好，特别是在完全切除的情况下。但是肿瘤复发和恶性变在某些病例中仍然可能发生。因此，长期的随访和定期的神经影像学评估，对于及时识别和处理这些改变至关重要。

本例 ASL 呈高灌注，实性强化病灶突出于脑外，易被误诊为脑膜瘤。仔细观察多层面增强检查时，可见脑实质内也有部分强化灶，尽管可疑以硬脑膜为基底，仍提示脑内病变征象更多。

关键点：多方位（如矢状面和冠状面）仔细观察。

参考文献

1. YAN J，CHENG J，LIU F，et al. Pleomorphic xanthoastrocytomas of adults：MRI features，molecular markers，and clinical outcomes[J]. Sci Rep，2018，8（1）：14275.

2. MILI E，MAAMRI K，TAIEB M A H，et al. Extra-axial primary meningeal pleomorphic xanthoastrocytoma：a case report[J]. Pan Afr Med J，2024，47：220.

病例 14 少突胶质细胞瘤（左额）

男性，60 岁，半年前体检发现颅内病灶，复查未见消退。

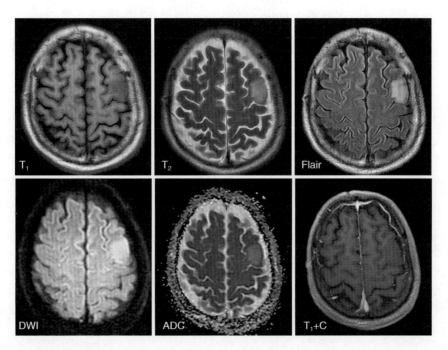

影像学表现：

MRI：左侧额叶皮层及皮层下病灶，信号模糊，T_1WI 等低信号、T_2WI 稍高信号，Flair 高信号，DWI 略高信号，ADC 略高信号，增强后未见明确强化。

病理诊断： 少突胶质细胞瘤（oligodendroglioma），WHO Ⅱ 级。

疾病介绍和影像学特点： 2021 版 WHO 中枢神经系统肿瘤分类中，少突胶质细胞瘤是成人弥漫性胶质瘤中的一种，定义中除了组织学特征外，分子改变要求同时存在 *IDH1* 突变和 1p/19q 联合缺失，分级可为 Ⅱ 级或 Ⅲ 级。

该肿瘤好发于成人，男性稍多于女性，发病高峰年龄为 35～45 岁，儿童少见。肿瘤大部分好发于额叶，其次是颞叶、顶叶、枕叶；后颅窝、基底节区和脑干少见，脊髓罕见。临床上约 2/3 的少突胶质细胞瘤患者出现癫痫发作，其他常见的初始症状包括头痛、颅内压升高、局灶性神经功能障碍和认知能力改变等。

影像学特征包括病灶多数表浅，常位于额叶凸面，累及皮层及白质，受累脑回可表现轮廓存在但明显肿大。CT 平扫多数呈略低密度，少数呈略高密度，高达 70% 以上的少突胶质细胞瘤有钙化，CT 显示的瘤内钙化对诊断少突胶质细胞瘤有价值，钙化常不规则、粗大。MRI 检查显示肿瘤 T_1WI 呈低或等信号，T_2WI 呈高信号，钙化灶 T_1WI、T_2WI 多数均呈低信号。肿瘤多数边界清楚，瘤周无水肿或轻度水肿，占位效应较轻。增强扫描后大多无强化，少数呈轻度强化，与肿瘤级别亦无显著相关性。故无法通过有无强化对少突胶质细胞瘤分级。总体上少突胶质细胞瘤预后好于星形细胞瘤，中位生存时间大于 10 年不少见。

关键点： 信号均匀，易被误诊为炎症。

参考文献

1. JOHNSON D R, DIEHN F E, GIANNINI C, et al. Genetically defined oligodendroglioma is characterized by indistinct tumor borders at MRI[J]. AJNR Am J Neuroradiol, 2017, 38（4）: 678-684.

2. LOUIS D H, PERRY A, WESSELING P, et al. The 2021 WHO classification of tumors of the central nervous system: a summary[J]. Neuro Oncol, 2021, 23（8）: 1231-1251.

病例 15　星形细胞瘤（左额）

女性，44 岁，发作性意识丧失伴反应迟钝 3 周。

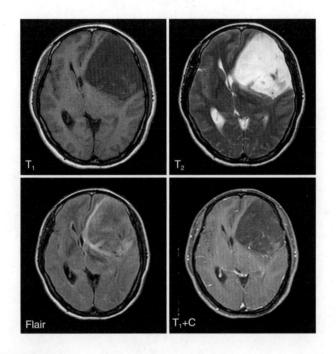

影像学表现：

MRI：左侧额叶大片异常信号，边界较清晰，呈 T_1WI 低、T_2WI 高信号，Flair 大部分病灶呈略低信号（符合 T_2WI-Flair 不匹配征），增强后未见明确强化。

病理诊断：星形细胞瘤（astrocytoma）（WHO Ⅲ 级，*IDH1* 突变）。

疾病介绍和影像学特点：T_2WI-Flair 不匹配征是 Patel 等 2017 年第 1 次对其进行描述，此征象被认为对诊断 *IDH* 突变弥漫性星形细胞瘤具有 100% 特异性。但最近也有研究报告了假阳性，主要原因可能是对此征象的诊断标准不够严格，其诊断标准包括：① T_2WI 呈完整或接近完整的均匀高信号；② Flair 信号衰减（与 T_2WI 相比），但边缘呈高信号。另外有助于鉴别的一些特征包括：①肿瘤区域强化不明显；②囊变 / 坏死区域不应被考虑为 Flair 信号衰减区；③病灶区不应表现为明显的灶周水肿；④在皮层的肿瘤中，不应基于对应于皮层灰质的 T_2WI 低信号排除 T_2WI-Flair 不匹配信号。

关键点：T_2WI-Flair 不匹配征（mismatch sign）。

参考文献

1. PATEL S H，POISSON L M，BRAT D J，et al. T2-FLAIR mismatch，an imaging biomarker for IDH and 1p/19q status in Lower-grade gliomas：a TCGA/TCIA project[J]. Clin Cancer Res，2017，23（20）：6078-6085.

2. PINTO C，NORONHA C，TAIPA R，et al. T2-FLAIR mismatch sign：a roadmap of pearls and pitfalls[J]. Br J Radiol，2022，95（1129）：20210825.

病例 16　星形细胞瘤（双侧大脑半球）

女性，33 岁，反复头晕 1 月余。

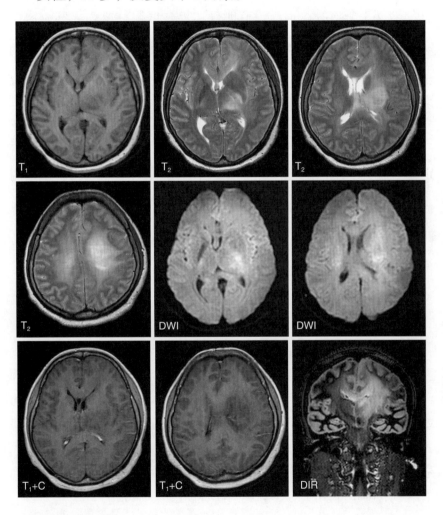

影像学表现：

1. MRI：左侧丘脑、基底节区及双侧半卵圆中心、胼胝体广泛斑片状异常信号，T_1WI 低信号，T_2WI 高信号，DWI 稍高信号，增强后未见强化。

2. 双反转恢复（double inversion recovery，DIR）序列：不均匀略高信号。

病理诊断：星形细胞瘤（astrocytoma），WHO Ⅲ级。

疾病介绍和影像学特点：和病例 17 类似，病灶呈弥漫性生长、累及 3 个脑叶以上、没有明确边界，以往称之为大脑胶质瘤病，2021 版 WHO 分类已删除此名称，只认为是一种胶质瘤的生长方式。此类胶质瘤大多见于年轻人，症状轻微，低级别或 *IDH1* 突变型相对更常见。

本例 DIR 显示病变混杂呈略高信号，与炎性脱髓鞘病灶有鉴别诊断意义。DIR 是一种反转恢复 MRI 脉冲扫描序列，它使用两种不同的反转脉冲，用于抑制来自两个不同组织的信号或抑制在两个脉冲之间移动的信号。炎性脱髓鞘病灶常显示特征性均匀高信号，而肿瘤常呈不均匀中等高信号。

关键点：DIR 不均匀高信号。

参考文献

1. LOUIS D N，PERRY A，WESSELING P，et al. The 2021 WHO classification of tumors of the central nervous system：a summary[J]. Neuro Oncol，2021，23（8）：1231-1251.

2. GAILLARD F，CAMPOS A，YAP J，et al. Diffuse astrocytoma grading[J/OL]. Radiopaedia，2024[2024-09-12]. https：//doi. org/10. 53347/rID-939.

笔记

病例 17　弥漫性星形细胞瘤（1）

男性，14 岁，双侧眼睑先后下垂，逐渐加重，血 DDPX-抗体（+），曾拟诊自身免疫性脑炎进行激素冲击治疗，效果不明显。

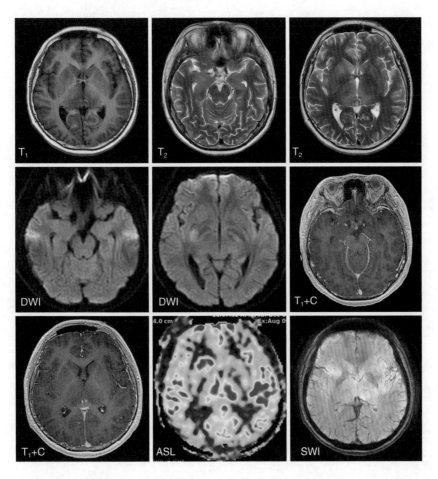

影像学表现：

1. MRI：双侧丘脑、颞叶内侧异常信号，呈 T_1WI 低信号、T_2WI 等高信号，DWI 仅显示右侧基底节区小斑片稍高信号，增强后未见明确强化。

2. ASL：显示右侧基底节区及双侧丘脑高灌注；SWI 未见异常低信号。

病理诊断：星形细胞瘤（astrocytoma），WHO Ⅲ级。

疾病介绍和影像学特点：

弥漫性星形细胞瘤是星形胶质瘤的一种表现形式，"弥漫性"这一术语突出其与正常组织边界不清。根据病理，这些肿瘤分为低级别（Ⅰ级或Ⅱ级）到高级别（Ⅲ级或Ⅳ级），如胶质母细胞瘤，其生长速度和恶性程度有明显不同。

具体病因尚不完全明确。遗传因素在某些情况下可能起作用，尤其是在家族性肿瘤综合征中。环境因素（如辐射暴露）也被认为可能与这种肿瘤的发展有关。

星形细胞瘤患者的症状取决于肿瘤的位置和大小。常见症状包括头痛、癫痫发作、视力问题、记忆和认知功能障碍，以及性格或情绪变化。随着肿瘤的生长，症状可能加剧。

常规检查依赖于神经影像学，头颅 MRI 为首选检查方法。胶质瘤在非典型发病年龄和影像学显示不典型时，需要和多个疾病鉴别。自身免疫性脑炎是自身抗体攻击神经系统导致的脑炎，本例患者血液中检测到 DDPX- 抗体阳性，但文献报道 DDPX- 抗体所致自身免疫性脑炎常以呕吐、腹泻等消化道症状起病，头颅 MRI 多无病灶显示，也有报道脑内多发斑片状强化等炎症样表现。此例因抗体阳性而临床拟诊为自身免疫性脑炎并进行相关治疗，但效果不佳。MRI 表现为弥漫性双侧大脑半球深部病灶、没有明确边界，没有强化，SWI 未见出血，ASL 呈高灌注，更加倾向于肿瘤。

星形细胞瘤确诊需要病理，通过脑组织活检或切除的肿瘤组织来确定肿瘤的确切类型和级别。

本病的治疗方式取决于肿瘤的类型、大小、位置及患者的整体健康状况。治疗选项可能包括手术切除、放疗和化疗。对于高级别星形细胞瘤，需要进行综合治疗。

星形细胞瘤的预后取决于许多因素，包括肿瘤的类型和级别、患者的年龄和整体健康状况。低级别星形细胞瘤的预后通常比高级别星形细胞瘤要好。治疗可能引起的并发症包括神经功能损伤、认知功能障碍和治疗相关的副作用。

关键点： 基底节区结构增大。

参考文献

1. MBONDE A A, GRITSCH D, ARCA K, et al. DPPX autoimmune encephalitis: a short report on two patients presenting with classic features of this rare but treatable disease[J]. Mult Scler Relat Disord, 2021, 52: 102934.

2. HARA M, ARIÑO H, PETIT-PEDROL M, et al. DPPX antibody-associated encephalitis: main syndrome and antibody effects[J]. Neurology, 2017, 88 (14): 1340-1348.

病例 18　弥漫性星形细胞瘤（2）

男性，29 岁，自觉在公司两幢楼之间连廊走路时有拖步感而就诊。

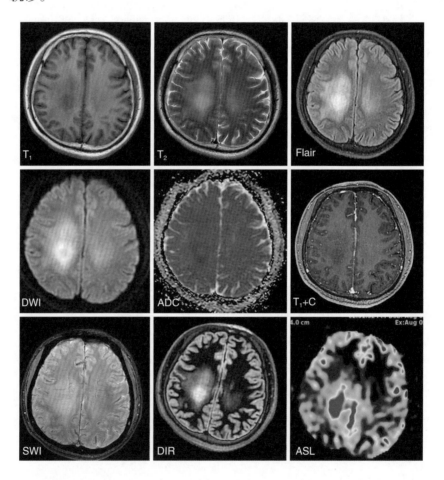

影像学表现：

1. MRI：双侧额顶叶深部白质大片状 T_1WI 等低信号、T_2WI 等高信号，Flair 及 DWI 高信号，ADC 图呈略低信号，增强后未见明显强化。

2. SWI 未见异常低信号，DIR 呈不均匀高信号，ASL 部分病灶区呈高灌注。

病理诊断：星形细胞瘤（astrocytoma），WHO Ⅲ级。

疾病介绍和影像学特点：2021 版 WHOCNS 肿瘤分类中，成人弥漫性胶质瘤分为 3 类，即星形细胞瘤 /*IDH1* 突变型、少突胶质细胞瘤、胶质母细胞瘤 /*IDH1* 野生型。其中星形细胞瘤可为Ⅱ～Ⅳ级。胶质瘤异质性高，影像学表现也多种多样，常见表现为局灶样肿块，也有少数病例表现为广泛斑片状病灶，当这类病灶范围扩大超过 3 个脑叶时，2016 版 WHO 将其定义为大脑胶质瘤病，但 2021 版 WHO 取消了这一分类，仅认为这是胶质瘤的一种生长方式。多数斑片状生长胶质瘤的临床症状轻微。本病例DWI 弥散受限，ASL 高灌注，均提示肿瘤病变，且为高级别可能性大。

关键点：大脑半球双侧、弥漫病变（胶质瘤病样生长方式）。

参考文献

1. LOUIS D N，PERRY A，WESSELING P，et al. The 2021 WHO classification of tumors of the central nervous system：a summary[J]. Neuro Oncol，2021，23（8）：1231-1251.

2. HILARIO A，RAMOS A，PEREZ-NUÑEZ A，et al. The added value of apparent diffusion coefficient to cerebral Blood volume in the preoperative grading of diffuse gliomas[J]. AJNR Am J Neuroradiol，2012，33（4）：701-707.

病例 19 　胶质母细胞瘤（1）

男性，72 岁，间断言语含糊 8 月余。查体：双面部针刺觉对称，左侧嘴角下垂，鼻唇沟浅。

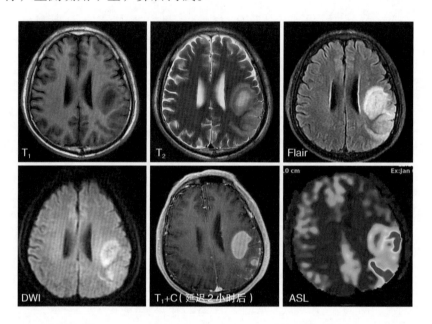

影像学表现：

1. MRI：左侧额顶叶混杂信号，累及皮层及皮层下，T_1WI 呈等低混杂信号，T_2WI 病灶边缘呈等信号，内部呈高信号，Flair 呈明显高信号，DWI 见不连续斑块状高信号，增强后（延迟 2 小时）可见均匀强化肿块及结节、脑沟内线样强化。

2. ASL：病灶部分区域高灌注。

病理诊断：胶质母细胞瘤（glioblastoma，GBM），WHO Ⅳ 级。

疾病介绍和影像学特点：GBM 是一种弥漫性星形胶质细胞瘤，在分子特征上属于 *IDH* 野生型，具有以下一种或多种组织学特征或遗传学特征，如镜下肿瘤弥漫浸润性生长，细胞密度高且分化差，通常显示明显的多形性、核异型性和活跃的有丝分裂活性。明显的微血管增生和坏死，伴或不伴有栅栏样坏死，后者是典型的 GBM 病理特征。分子改变包括 *TERT* 启动子突变、*EGFR* 基因扩增和 +7 号 /-10 号染色体拷贝数变化。

胶质母细胞瘤是成人最常见的恶性脑肿瘤，占所有原发性恶性脑肿瘤的 45% ～ 50%，可发生于任何年龄，但多见于老年人，在 55 ～ 85 岁的患者中发病率最高，在儿童中 GBM 约占所有 CNS 肿瘤的 3%。

临床表现很大程度上取决于肿瘤的位置，多为局灶性神经功能缺损（如偏瘫、失语、视野缺损）和（或）癫痫发作（多达 50% 的患者），以及颅内压升高的症状（如头痛、恶心和呕吐）。行为改变和神经认知改变很常见，尤其是在老年患者中。神经系统症状通常是进行性的，但在少数患者中，可能由于颅内出血而发生急性症状。

胶质母细胞瘤患者的生存时间比具有相似组织学特征的 CNS WHO Ⅳ级 *IDH* 突变型星形细胞瘤患者的生存时间短。大多数胶质母细胞瘤患者在放疗和化疗后 15 ～ 18 个月内死亡，而年轻患者（< 50 岁）的生存时间较长。

GBM 好发于大脑半球的皮质下白质，可见于大脑各叶，也可发生于脑干、小脑和脊髓。MRI 平扫肿瘤通常为混杂信号病灶，T_1WI 为等信号或低信号，T_2WI 为不均匀高信号，伴有出血、坏死或囊变，瘤周水肿及占位效应明显。增强扫描呈不规则厚壁花环样强化，也可呈结节状强化。DWI 上，部分肿瘤成分表现为高

笔记

信号。MRS 上，肿瘤内 NAA 峰下降，Cho 峰升高。

　　尽管胶质母细胞瘤典型 MRI 强化类型为周边、厚薄不一强化、病灶中央不强化（出血、坏死）、平扫显示病灶范围常大于强化，但这种表现几乎都基于造影剂注射后即刻扫描获得的影像。此例 MRI 意外延迟后，呈均匀强化，类似淋巴瘤表现。鉴别要点包括观察平扫病灶，淋巴瘤强化灶以外为水肿，胶质母细胞瘤强化以外多数是肿瘤或肿瘤混合水肿，因此 T_2WI 信号不同。此例病史时间长，也不支持淋巴瘤诊断。胶质母细胞瘤这种延迟均匀强化表现尚需更多病例积累、分析。

　　关键点：延迟后均匀强化。

参考文献

1.　PRIYA S，WARD C，LOCKE T，et al. Glioblastoma and primary central nervous system lymphoma：differentiation using MRI derived first-order texture analysis - a machine learning study[J]. Neuroradiol J，2021，34（4）：320-328.

2.　FENG A，LI L，HUANG T，et al. Differentiating glioblastoma from primary central nervous system lymphoma of atypical manifestation using multiparametric magnetic resonance imaging：a comparative study[J]. Heliyon，2023，9（4）：e15150.

病例20 胶质母细胞瘤（2）

男性，57岁，安静状态下突发反应迟钝，2周无明显好转后就诊，拟诊亚急性脑梗死。

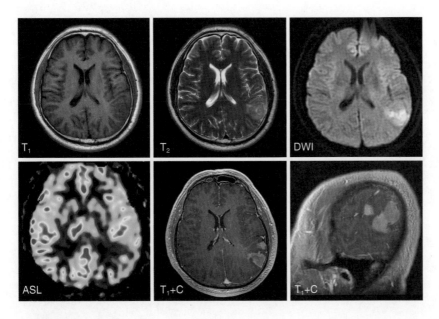

影像学表现：

1. MRI：左侧颞顶叶异常信号，累及皮层及皮层下白质，T_1WI 呈等低信号、T_2WI 等高信号，DWI病灶内部分区域高信号，增强后散在均匀强化。

2. ASL：左侧顶叶病灶呈等低灌注。

临床诊断：胶质母细胞瘤（glioblastoma，GBM），WHO Ⅳ级。

疾病介绍和影像学特点：胶质母细胞瘤是脑内最常见的原发性恶性肿瘤，预后差，中位生存期约15个月。典型MRI表现为脑深部病灶，边缘不规则强化伴内部出血、坏死。此例病灶表浅，

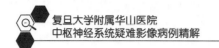

增强后散在均匀实性强化，易被误诊为淋巴瘤。鉴别二者可结合平扫多个序列，包括强化周围区域，淋巴瘤更多为纯水肿信号，T_2WI 均匀高信号。而胶质母细胞瘤为水肿合并肿瘤信号，T_2WI 呈中等信号。

关键点：均匀实性强化，易被误诊为淋巴瘤。

参考文献

1. PRIYA S，WARD C，LOCKE T，et al. Glioblastoma and primary central nervous system lymphoma：differentiation using MRI derived first-order texture analysis - a machine learning study[J]. Neuroradiol J，2021，34（4）：320-328.

2. FENG A，LI L，HUANG T，et al. Differentiating glioblastoma from primary central nervous system lymphoma of atypical manifestation using multiparametric magnetic resonance imaging：a comparative study[J]. Heliyon，2023，9（4）：e15150.

病例 21　胶质母细胞瘤（3）

男性，65 岁，肝癌病史 15 年，长期进行干扰素治疗，未化疗。癫痫发作 1 次就诊。

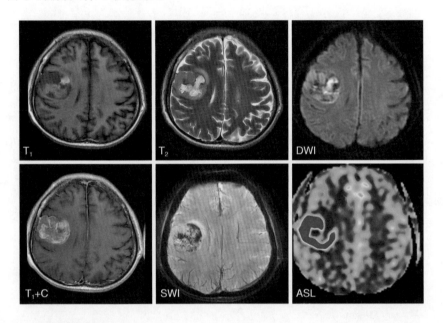

影像学表现：

1. MRI：右侧额叶类圆形肿块，信号不均，T_1WI 呈高低混杂信号，T_2WI 上病灶边缘呈等信号，内部呈高信号，DWI 高低混杂信号；增强后不均匀强化，周围强化明显；病灶周围水肿不明显。

2. SWI 显示病灶内部多发低信号，ASL 显示病灶边缘高灌注。

病理诊断： 胶质母细胞瘤（glioblastoma，GBM），WHO Ⅳ级。

疾病介绍和影像学特点： 转移瘤是脑内最常见的继发性恶性肿瘤，此例有肝癌病史，肝癌发生脑转移时又是单发常见，因此此例易被误诊为转移瘤，考虑为转移瘤也是合理推测的结果之一。

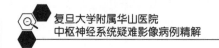

脑转移瘤单发时，影像表现和胶质母细胞瘤部分征象相似，如都表现出血、坏死、不均匀强化等。影像学上单发强化恶性肿瘤中，胶质瘤往往表现为"大肿瘤、小水肿"，而转移瘤，尤其是肺癌脑转移瘤往往表现为"小肿瘤、大水肿"，这一特征有助于进行鉴别，但此例鉴别困难。

关键点：鉴别单灶转移瘤。

参考文献

1. BLANCHET L，KROOSHOF P W，POSTMA G J，et al. Discrimination between metastasis and glioblastoma multiforme based on morphometric analysis of MR images[J]. AJNR Am J Neuroradiol，2011，32（1）：67-73.

2. CHA S，LUPO J M，CHEN M H，et al. Differentiation of glioblastoma multiforme and single brain metastasis by peak height and percentage of signal intensity recovery derived from dynamic susceptibility-weighted contrast-enhanced perfusion MR imaging[J]. AJNR Am J Neuroradiol，2007，28（6）：1078-1084.

病例 22　胶质母细胞瘤（脑桥）

男性，54 岁，头部、腿部不舒服近 2 个月，轻度呛咳。

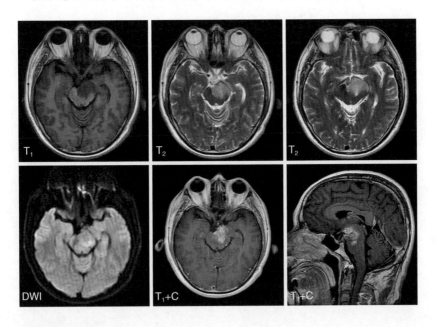

影像学表现：

MRI：脑桥偏左侧见团片状 T_1WI 低信号、T_2WI 稍高信号，DWI 稍高信号，累及左侧大脑脚，增强后明显不均匀强化，病灶向前方外突生长。

病理诊断：胶质母细胞瘤（glioblastoma，GBM），WHO Ⅳ级。

疾病介绍和影像学特点：脑表浅部位或脑干、脊髓胶质瘤均可以出现外生性生长（exophytic growth），有报道认为外生性生长向后方更常见。此例病灶起源于脑干，T_2WI 信号不高，DWI 部分高信号，提示肿瘤细胞密集，增强后不均匀强化，更符合高级别胶质瘤。

关键点：外生性生长。

参考文献

1. CHANCHOTISATIEN A，XIONG J，YU J，et al. Exophytic primary intramedullary spinal cord glioblastoma：case report and critical review of literature[J]. World Neurosurg，2019，122：573-576.

2. PUROHIT B，KAMLI A A，KOLLIAS S S. Imaging of adult brainstem gliomas[J]. Eur J Radiol，2015，84（4）：709-720.

笔记

病例 23 弥漫性中线胶质瘤（伴 *H3K27M* 突变，脑桥）

男性，24 岁，口齿不清，走路不稳 1 月余。

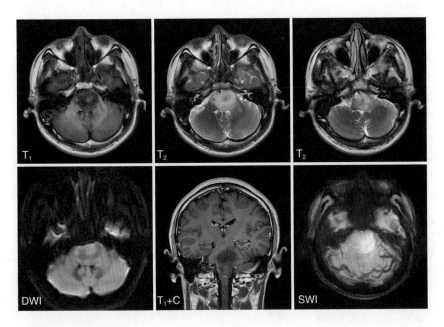

影像学表现：

1. MRI：脑干明显增粗伴信号异常，呈 T_1WI 低信号、T_2WI 不均匀高信号、DWI 稍高信号，增强后未见明显强化。

2. SWI 未见异常低信号。

病理诊断：脑干胶质瘤 /*IDH1*（−）、*H3K27M* 突变（＋）、WHO Ⅳ级。

疾病介绍和影像学特点：脑干是胶质瘤好发部位之一，最常见于儿童弥漫性中线胶质瘤表型（*H3K27M* 突变），影像表现为脑干弥漫增粗、肿大，可有强化或不强化。本例为 *IDH1* 野生型，符合分子胶质母细胞瘤诊断标准，其预后差，尽管 MRI 增强扫描无强化。

弥漫性中线胶质瘤（diffuse midline glioma，DMG）伴 *H3K27M* 突变（*H3K27M-altered*）是一种浸润性中线胶质瘤，镜下肿瘤呈弥漫性生长模式，分子检测常伴有 *H3K27M* 改变，少见或可伴有 EZHIP 异常过表达，或 *EGFR* 突变。对于 *H3.3K27M* 突变型 DMG，7～8 岁是其发病高峰。而 *H3.1K27M* 或 *H3.2K27M* 突变型 DMG 则更早发病（患者年龄中位数约 5 岁）。该肿瘤为 WHO Ⅳ级。

该病好发于 20 岁以下人群，无性别差异。儿童弥漫性中线胶质瘤多位于脑干或脑桥（后者又称为弥漫性内生性脑桥胶质瘤），或位于双侧丘脑。青少年和成人 DMG 主要发生在单侧丘脑或脊髓，其他少见部位（包括松果体区、下丘脑和小脑半球）也可发生。大多数 DMG 患者的病史通常很短（＜2 个月），且具有典型的三联征：颅神经麻痹（82%）、锥体束损伤（51%）和共济失调（62%）。丘脑 DMG 的常见初始症状包括颅内高压和运动 / 感觉缺陷。

影像学上，DMG 多位于脑桥，通常不对称，经常包绕基底动脉。可有外生性成分和（或）浸润中脑、小脑脚和小脑半球。丘脑肿瘤可为单侧或双侧。弥漫性中线胶质瘤 MRI 信号表现多样，最常见的肿瘤表现是 T_1WI 低或等信号，T_2WI 高信号，几乎没有强化和弥散受限；也可表现为不同程度的坏死、强化、浸润性的 Flair 高信号、边界不规则和肿瘤膨胀性生长等。

关键点：脑干增粗。

参考文献

1. GAILLARD F，YAP J，SHARMA R，et al. Brainstem glioma[J/OL]. Radiopaedia，2009. https：//radiopaedia. org/articles/5736.

2. PUROHIT B，KAMLI A A，KOLLIAS S S. Imaging of adult brainstem gliomas[J]. Eur J Radiol，2015，84（4）：709-720.

病例 24　弥漫性中线胶质瘤（伴 *H3K27* 改变，中脑被盖）

女性，34 岁，眼球固定，拟诊生殖细胞肿瘤行放疗，自觉效果不佳。

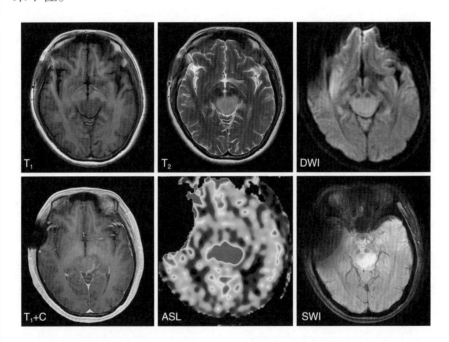

影像学表现：

1. MRI：中脑背盖肿胀伴信号异常，T_1WI 低信号、T_2WI 等高信号、DWI 稍高信号，增强后可出现不均匀条片样强化。

2. ASL 呈明显高灌注，SWI 未见异常低信号。

病理诊断： 中脑被盖胶质瘤（dorsal midbrain glioma，伴 *H3K27* 改变）。

疾病介绍和影像学特点： 弥漫性中线胶质瘤（diffuse midline

glioma，DMG）伴 *H3K27M* 突变（*H3K27M*-altered，是一种浸润性中线胶质瘤，镜下肿瘤呈弥漫性生长模式，分子检测常伴有 *H3K27M* 突变，少见或可伴有 EZHIP 异常过表达，或 *EGFR* 突变。对于 *H3.3K27M* 突变型 DMG，7～8 岁是其发病高峰。而 *H3.1K27M* 或 *H3.2 K27M* 突变型 DMG 则更早发病（患者年龄中位数约 5 岁）。该肿瘤为 WHO Ⅳ 级。

该病好发于 20 岁以下人群，无性别差异。儿童弥漫性中线胶质瘤多位于脑干或脑桥（后者又称为弥漫性内生性脑桥胶质瘤），或位于双侧丘脑。青少年和成人 DMG 主要发生在单侧丘脑或脊髓，其他少见部位（包括松果体区、下丘脑和小脑半球）也可发生。大多数 DMG 患者的病史通常很短（＜2 个月），且具有典型的三联征：颅神经麻痹（82%）、锥体束损伤（51%）和共济失调（62%）。丘脑 DMG 的常见初始症状包括颅内高压和运动 / 感觉缺陷。

影像学上，DMG 多位于脑桥，通常不对称，经常包绕基底动脉。可有外生性成分和（或）浸润中脑、小脑脚和小脑半球。丘脑肿瘤可为单侧或双侧。弥漫性中线胶质瘤 MRI 信号表现多样，最常见的肿瘤表现是 T_1WI 低或等信号，T_2WI 高信号，几乎没有强化和弥散受限；也可表现为不同程度的坏死、强化、浸润性的 T_2WI-Flair 信号、边界不规则和肿瘤膨胀性生长等。

中脑被盖胶质瘤很多呈外生性生长，约占脑干胶质瘤的 10%。本例病灶位于脑干背侧，累及松果体区，临床初诊为生殖细胞肿瘤并予以放疗，肿瘤退缩不明显。增强扫描后肿瘤强化轻微，无明显囊变，ASL 呈高灌注，提示高级别胶质瘤可能性更大。

关键点：ASL 呈高灌注。

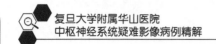

参考文献

1. QIU T，CHANCHOTISATIEN A，QIN Z，et al. Imaging characteristics of adult H3 K27M-mutant gliomas[J]. J Neurosurg，2019，133（6）：1662-1670.

2. YEH D D，WARNICK R E，ERNST R J. Management strategy for adult patients with dorsal midbrain gliomas[J]. Neurosurgery，2002，50（4）：735-738，discussion 738-740.

病例 25　胶质母细胞瘤（软脑膜）

女性，33 岁，枕后头痛 1 周余。

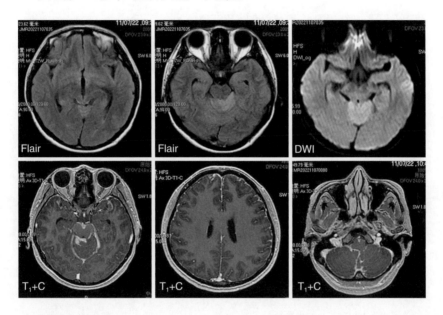

影像学表现：

MRI：Flair 显示脑室扩大，小脑蚓部高信号影，DWI 小脑蚓部病灶略高信号，增强后可见围绕大脑脚及小脑蚓部软脑膜不均匀增厚，大脑凸面及小脑脑沟软脑膜强化。

病理诊断： 软脑膜胶质母细胞瘤（leptomeningeal spread in glioblastoma），WHO Ⅳ级。

疾病介绍和影像学特点： 胶质母细胞瘤沿软脑膜播散不少见，本例特殊之处是没有脑实质肿块病灶，仅以广泛软脑膜异常强化为主，部分区域形成小结节状病灶，实属罕见。弥漫或局限软脑膜增厚、强化可见于炎症、原发性或转移性肿瘤。当增厚软脑膜厚薄不一，尤其有结节形成时，需警惕恶性肿瘤。

　　关键点：软脑膜，增厚程度不规则伴明显强化。

参考文献

1. BECKER A K, FRANK M L, FRIESE M, et al. Glioma with leptomeningeal spread mimics chronic meningoencephalitis in a young adult[J]. Case Rep Neurol, 2021, 13（1）: 179-183.

2. JANG C, CHO B K, HWANG S H, et al. Leptomeningeal spread at the diagnosis of glioblastoma multiforme: a case report and literature review[J]. Brain Tumor Res Treat, 2022, 10（3）: 183-189.

病例 26　放疗后第二肿瘤（胶质瘤）

女性，42 岁，右侧岩斜脑膜瘤放疗后 10 年，面瘫及肢体无力（轮椅），未手术。

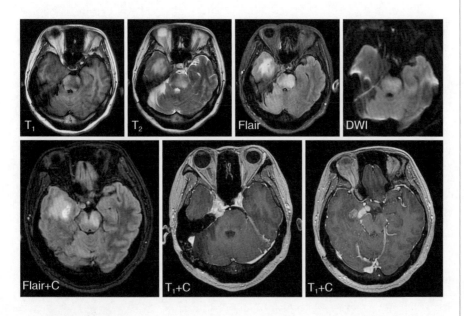

影像学表现：

MRI：右侧鞍旁不规则强化灶，右侧小脑半球软化灶，均考虑为治疗后遗改变；脑干及右侧颞叶大片异常信号，呈 T_1WI 低信号、Flair 及 T_2WI 高信号，脑干增粗，DWI 高信号，未见异常强化，右侧颞叶小环状不规则强化，综合影像表现考虑，较放疗后改变，更符合胶质瘤。

影像诊断：放疗后第二肿瘤（胶质瘤）可能性大，放疗后改变。

疾病介绍和影像学特点：放疗后继发胶质瘤，以Ⅳ级常见，可继发于各种肿瘤放疗后。第一肿瘤常在年轻时发病,平均发病年龄为(16.0±15.8)岁,平均照射剂量为(37.6±20.0)Gy。继发胶质瘤本身MRI特征和预后与原发性胶质瘤类似。

关键点:警惕放疗后第二肿瘤。

参考文献

1. YAMANAKA R, HAYANO A, KANAYAMA T. Radiation-induced gliomas: a comprehensive review and meta-analysis[J]. Neurosurg Rev, 2018, 41(3): 719-731.

2. ONISHI S, YAMASAKI F, AMATYA V J, et al. Characteristics and therapeutic strategies of radiation-induced glioma: case series and comprehensive literature review[J]. J Neurooncol, 2022, 159(3): 531-538.

病例 27 特科特综合征

女性，17 岁，大便带血、排便困难，体重减轻。直肠指检：齿线上左后壁触及 5 cm×4 cm×1 cm 肿物，质硬，活动度较差。右侧乳房触及包块，全身散在咖啡牛奶斑。否认家族遗传性疾病史。生化检查：CA19-9 为 41.50（参考范围 0～27）。直肠手术后病理为腺癌，分子病理检测示微卫星高度不稳定（MSI-H）。右侧乳房肿块穿刺病理为纤维腺瘤。

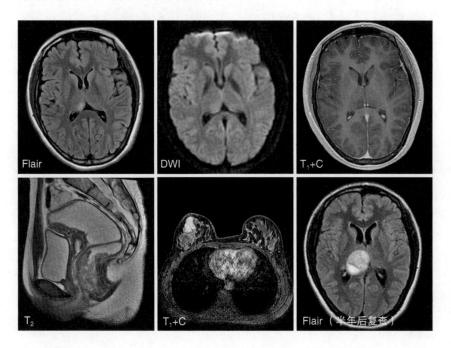

影像学表现：

MRI：右侧丘脑小斑片异常信号，Flair 高信号、DWI 稍高信号，增强扫描后未见异常强化；直肠下段见 T_2WI 等低信号肿块，乳腺增强扫描显示右侧乳腺强化肿块；患者 1 年后复查显示右侧丘脑病灶明显增大，推测为胶质瘤（未穿刺）。

临床诊断：特科特综合征（Turcot syndrome，TS）。

疾病介绍和影像学特点：特科特（Turcot）综合征也称为胶质瘤息肉病综合征，由加拿大外科医师 Jacques Turcot 在 1959 年首次报道。其中Ⅰ型属常染色体隐性遗传性疾病，约占所有 TS 患者的 1/3。1995 年，Hamilton 等通过基因分析发现该类患者具有双等位错配修复 MMR 基因突变（包括 MLH1、MSH2、MSH3、MSH6、PMS1 及 PMS2），从而引起 DNA 复制过程中错误配对事件的积累，导致肿瘤的发生。Ⅱ型为常染色体显性遗传，约占 TS 的 2/3，表现为家族性腺瘤性息肉病合并颅内肿瘤（以髓母细胞瘤、松果体母细胞瘤、室管膜瘤最为常见）。

TS 临床表现典型，一半以上病例具有特征性的咖啡牛奶斑、黑色素痣、皮肤基底细胞癌等皮肤表现。影像学表现依个体差异而异，需要结合病史和基因检测结果综合判断，CT、MRI、DSA 有助于早期发现肿瘤。

本例为年轻患者，病理确诊有直肠癌、乳腺纤维腺瘤，脑内病灶未取得病理组织进行检测，但病灶增大迅速伴坏死、出血，最符合丘脑胶质瘤。综合考虑高度提示特科特综合征。对患者进行的随访中，使用免疫治疗 1 年后多处肿瘤均明显退缩，无不适主诉。

关键点：关注胶质瘤早期表现。

参考文献

1. KHATTAB A，MONGA D K. Turcot Syndrome[J/OL]. Treasure Island（FL）：Stat Pearls，2023[2023-06-26]. https：//www. ncbi. nlm. nih. gov/books/NBK534782/.

2. KATABATHINA V S，MENIAS C O，KHANNA L，et al. Hereditary Gastrointestinal Cancer Syndromes：role of imaging in screening，diagnosis，and management[J]. Radio Graphics Vol，2019，39（5）：1280-1301.

病例 28 脊髓星形细胞瘤（1）

女性，34 岁。腰痛伴左下肢麻木无力 1 月余。

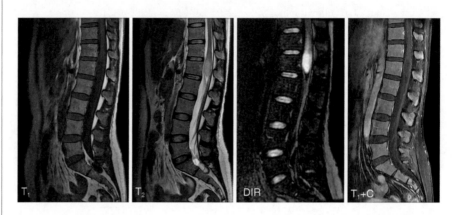

影像学表现：

MRI：脊髓圆锥增粗、呈膨胀性改变伴信号异常，T₁WI 低信号，T₂WI 略高信号，DIR 明显均匀高信号，增强后未见明显强化。

病理诊断：脊髓星形细胞瘤（spinal cord astrocytoma），WHO Ⅱ级。

疾病介绍和影像学特点：星形细胞瘤是第二常见脊髓原发肿瘤，但在儿童组为第一位（脊髓星形细胞瘤约占儿童髓内肿瘤的 80% 和成人髓内肿瘤的 30%）。与脑星形细胞瘤比较，脊髓星形细胞瘤低级别更多见（WHO Ⅰ级/Ⅱ级），约占所有脊髓星形细胞瘤的 3/4。肿瘤起源于分化异常的脊髓星形细胞，呈膨胀性或浸润性生长，边界不清。目前针对脊髓星形细胞瘤尚无标准的治疗方案，该病病灶和正常脊髓之间也缺乏明确的边界，为手术带来了一定挑战，因此术前的影像学检查对于明确诊断和手术选择具有指导意义。

MRI 对脊髓星形细胞瘤的定位、定性及鉴别诊断具有重要价值，肿瘤多数累及长节段，以胸髓多见。病灶在 T_1WI 上呈等或低信号，T_2WI 呈高信号，增强扫描通常以不均匀的强化为主，病灶边界不清晰。当发生囊变时可以呈混杂信号，具体包括肿瘤性囊变（增强扫描显示囊壁多有强化）、肿瘤出血或坏死的降解产物在肿瘤头尾两端聚集形成的囊腔（增强扫描显示囊壁多无强化）及脑脊液的正常循环堵塞形成的脊髓空洞（增强扫描显示囊壁多有强化）。此外，有研究对脊髓星形细胞瘤的 DTI 和 DTT 特征进行了评估，发现 DTI 对于无法在 T_2WI 上可视化的病理变化具有更好的敏感性，而 DTT 轴向图像可用于指导手术规划。

脊髓星形细胞瘤与髓内最常见的室管膜瘤在临床特征上具有诸多的相似性，影像学检查对于鉴别诊断具有重要的意义。室管膜瘤起源于脊髓中央管室管膜细胞，常位于脊髓中央，以膨胀性、中心性生长为主，边界清晰，囊变发生率高。此外，髓内星形细胞瘤还要与转移瘤、多发性硬化、脊髓炎及脊髓梗死等鉴别，需要结合病史及其他辅助检查来判断。本例增强扫描显示不强化，更多提示低级别胶质瘤。

基于近年的深度学习等研究手段，特别是卷积神经网络通过术前 MRI 对脊髓星形细胞瘤患者的预后进行分层及预测，将肿瘤的强化特征、水肿及空洞等因素纳入预测模型的建立，结果发现肿瘤强化的显著程度及范围与 WHO 级别具有高度相关性，未来的研究可进一步将分子与影像学特征进行结合，以优化模型的性能。

关键点：脊髓圆锥增粗。

参考文献

1. OGUNLADE J，WIGINTON J G 4th，ELIA C，et al. Primary spinal astrocytomas：a literature review[J]. Cureus，2019，11（7）：e5247.

2. WEIN S，SHARMA R，RASULI B，et al. Spinal astrocytoma[J/OL]. Radiopaedia，2024[2024-09-12]. https：//doi. org/10. 53347/rID-19274.

病例 29 脊髓星形细胞瘤（2）

女性，29 岁，半年前自觉大腿发软数次，进展后摔跤，近期双侧腰痛明显，双下肢无力感加重（坐轮椅入诊室）。外院查脊髓炎相关抗体（−）。

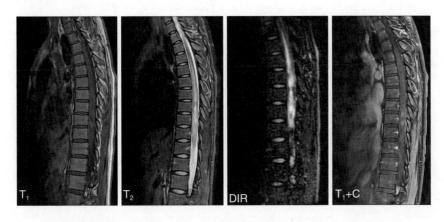

影像学表现：

MRI：胸、腰段脊髓不规则增粗伴长节段信号异常，T_1WI 低信号影，T_2WI 胸腰段脊髓混杂信号病变，DIR 呈不均匀高信号，增强后可见片状强化灶。

病理诊断：脊髓星形细胞瘤（spinal cord astrocytoma），WHO Ⅲ级。

疾病介绍和影像学特点：成人脊髓星形细胞瘤一般好发于 30 岁左右，长节段生长，当信号混杂伴不规则强化时，提示为高级别。高级别星形细胞瘤容易沿着脑脊液 / 软脊膜播散。本例脊髓不规则增粗，信号混杂伴不均匀强化，提示高级别胶质瘤。

DIR 对脊髓病变的显示较常规 T_2WI 明显，在和脊髓炎的鉴别

笔记

诊断中，和脊髓炎常见的 DIR 上病灶的均匀高信号不同，肿瘤性病变多数表现为不均匀高信号。

关键点：脊髓粗细不均，信号混杂伴强化。

参考文献

1. SHIH R Y, KOELLER K K. Intramedullary masses of the spinal cord：radiologic-pathologic correlation[J]. Radiographics，2020，40（4）：1125-1145.

2. BICZOK A, STRÜBING F L, EDER J M, et al. Molecular diagnostics helps to identify distinct subgroups of spinal astrocytomas[J]. Acta Neuropathol Commun，2021，9（1）：119.

病例 30　脊髓室管膜瘤

女性，50 岁，有梅毒病史。双下肢发紧，逐渐加重，半年后双下肢瘫痪，异常感觉上升至胸部，大小便失禁。

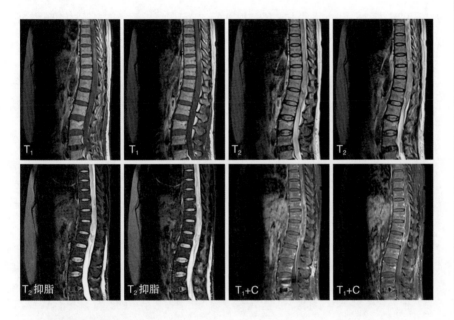

影像学表现：

MRI：下胸及腰段脊髓略增粗，下段胸髓内 T_1WI 混杂高信号影，T_2WI 胸腰段脊髓混杂信号病变，显示欠清，增强后病灶边缘强化，部分马尾神经根强化。

病理诊断：脊髓室管膜瘤（spinal cord ependymoma），WHO Ⅲ级。

疾病介绍和影像学特点：2021 版 WHO CNS 肿瘤分类中，室管膜瘤按部位分为 3 组（幕上、后颅窝、脊髓）。脊髓室管膜瘤是边界清楚的髓内肿瘤，以压迫脊髓为主而非浸润。

脊髓室管膜瘤可发生于脊髓任何节段，好发于颈胸段脊髓和脊髓圆锥终丝部，是成年人最常见的髓内肿瘤。根据病理分型可分为室管膜瘤（WHO Ⅱ级）、间变性室管膜瘤（WHO Ⅲ级）、室管膜下瘤和黏液乳头状型室管膜瘤（WHO Ⅱ级）等。脊髓内室管膜瘤和 $NF\ II$ 基因有相关性，室管膜瘤存在于 33% ～ 53% 的 NF Ⅱ 患者中。肿瘤多起源于中央管表面的室管膜细胞或室管膜残留物、终丝室管膜，是一种分界清楚的脊髓胶质瘤，具有假菊形团或室管膜菊形团病理表现。肿瘤完全位于脊髓内，呈同心圆生长，或稍偏向一侧，绝大多数为低级别肿瘤，虽然没有明显的包膜，但通常与脊髓组织分界清楚，不会浸润到周边脊髓组织。肿瘤呈灰褐色，质地中等，血供一般。肿瘤邻近的脊髓多有继发空洞形成，少数肿瘤本身可发生钙化、出血、囊变。脊髓室管膜瘤的临床症状多变，取决于肿瘤的大小和解剖位置。

典型的室管膜瘤在 MRI 中 T_1WI 图像上呈等信号或略高信号（出血）；在 T_2WI 图像上呈高信号，可出现"帽征"，即 T_2WI 表现为肿瘤两端的低信号带，为陈旧性出血产生的含铁血黄素沉积于肿瘤表面。"帽征"（病灶上下两端出血，T_1WI 呈高信号）是脊髓室管膜瘤区别于星形细胞瘤的特征之一。增强扫描显示肿瘤呈轻、中度均匀强化。65% 左右的室管膜瘤在瘤体的头、尾端脊髓内有继发空洞形成，是周围脊髓组织对肿瘤的反应性改变。瘤内囊变为肿瘤囊变，囊壁由肿瘤细胞构成，增强扫描后囊壁强化，手术时必须将其切除。疑为室管膜瘤的病例若在 MRI 上呈现不均匀强化、脊髓水肿和蛛网膜下腔信号异常时，提示病变可能为间变性室管膜瘤。

脊髓室管膜瘤、黏液乳头状型室管膜瘤及伴 *MYCN* 基因扩增的室管膜瘤也需要病理分型给予明确区分，其预后不同，可采用甲基化检测方法。约 15% 的室管膜瘤发生脑脊液播散（脑/脊膜及马尾强化），尤其是 WHO Ⅲ级的室管膜瘤。本例发生于胸腰段，"帽征"难以辨认，影像学特征不典型，伴马尾强化（播散）。

关键点：边缘强化，影像学特征类似 GBM。

参考文献

1. CELANO E，SALEHANI A，MALCOLM J G，et al. Spinal cord ependymoma：a review of the literature and case series of ten patients[J]. J Neurooncol，2016，128（3）：377-386.

2. SEKAR S，VINAYAGAMANI S，THOMAS B，et al. Haemosiderin cap sign in cervical intramedullary schwannoma mimicking ependymoma：how to differentiate? [J]. Neuroradiology，2019，61（8）：945-948.

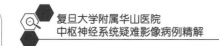
病例 31　节细胞胶质瘤

女性，46 岁，发作性头晕，可以忍受，不影响工作、生活。

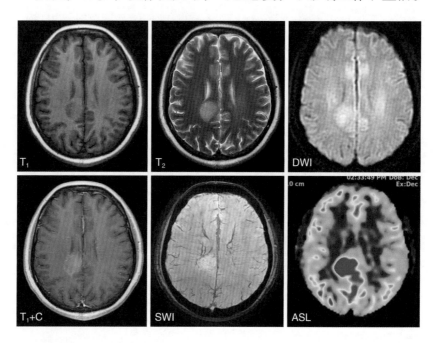

影像学表现：

1. MRI：右侧脑室体部旁类圆形异常信号影，T_1WI 低信号，T_2WI 稍高信号，DWI 略高信号，增强扫描后轻度强化。

2. SWI 未见异常低信号，ASL 病灶呈高灌注。

病理诊断：节细胞胶质瘤（ganglioglioma），WHO Ⅰ 级。

疾病介绍和影像学特点：节细胞胶质瘤是一种混合细胞类型的低级别肿瘤，肿瘤同时具有神经胶质细胞和神经元细胞的特性，常见于儿童及青少年。好发部位是大脑，也可发生于脊髓等中枢神经系统的其他部位。在极少数情况下，可能会转化为更高级别肿瘤。分子特征为基因改变导致 MAPK 通路激活。

神经节细胞胶质瘤绝大多数为散发，部分患有某些遗传综合征（包括神经纤维瘤病 I 型和结节性硬化症）的儿童患该病风险较高。由于肿瘤生长相对缓慢，患儿在确诊前可能已经出现症状数月，许多患儿以癫痫发作为首发症状，其他症状往往与颅内压增高有关。MRI 上约 70% 的病灶发生于颞叶，典型影像学表现为边界清楚的囊性病变伴强化结节。

手术仍作为一线治疗方法可以完全切除肿瘤，如果肿瘤复发，则需要再次手术；如果肿瘤向恶性进展，则需进一步行放疗和化疗。该病预后良好，5 年生存率超过 90%。

本例为成人，深部实性病灶、轻度均匀强化，ASL 高灌注，提示肿瘤病变，但病变部位和影像学表现均不是节细胞胶质瘤常见特征。

关键点：实性病灶。

参考文献

1. DEMIR M K，YAPıCıER O，YıLMAZ B，et al. Magnetic resonance imaging findings of mixed neuronal-glial tumors with pathologic correlation：a review[J]. Acta Neurol Belg，2018，118（3）：379-386.

2. ADACHI Y，YAGISHITA A. Gangliogliomas：characteristic imaging findings and role in the temporal lobe epilepsy[J]. Neuroradiology，2008，50（10）：829-834.

病例 32　形成菊形团的胶质神经元肿瘤

女性，22 岁。2 个月前一过性头晕伴恶心、呕吐。查体：无明显神经系统阳性体征。

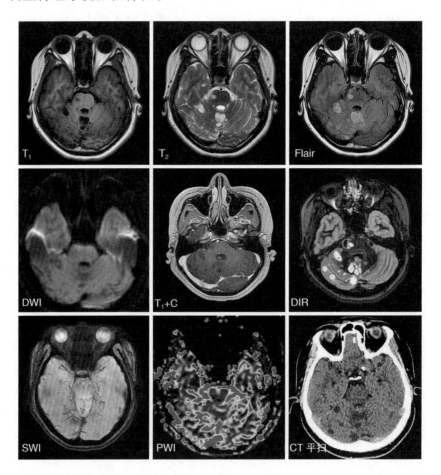

影像学表现：

1. MRI：多发囊状病灶，边界清楚，T_1WI 低信号、T_2WI 高信号、Flair 高信号，内部似有分隔或软组织信号影，DWI 低信号，增强扫描后部分病灶内少许点状或线样等不规则强化灶。

2. DIR：高信号伴内部有低信号影，SWI 未见异常低信号，PWI 未见明显高灌注。

3. CT：小脑半球及蚓部多发低密度灶，部分边界清楚，未见钙化。

病理诊断：形成菊形团的胶质神经元肿瘤（rosette-forming glioneuronal tumour，RGNT），WHO Ⅰ级。

疾病介绍和影像学特点：形成菊形团的胶质神经元肿瘤是一种低级别混合性神经元－胶质肿瘤，最初被称为"小脑的胚胎发育不良性神经上皮瘤"，这类肿瘤的镜下特点是病灶中含有神经细胞性"菊形团"和（或）围血管假"菊形团"结构，以及毛细胞型星形细胞瘤成分。由 Scheithauer 在 2002 年首次提出，是一种罕见的、生长缓慢的中枢神经系统肿瘤。根据第 5 版 WHO CNS 肿瘤分类，属于 WHO Ⅰ级肿瘤，分子特征为 *FGFR1* 突变。

病灶起源于中线，最初报道主要见于第四脑室内，后陆续有见于其他部位的报道；肿瘤可侵犯临近的脑干、小脑蚓部、四叠体、松果体或丘脑。临床表现与病灶部位相关，常表现为头痛、眩晕、视力减退、视乳头水肿、共济失调等症状，该类病变所致患者症状常轻微。

CT 平扫病灶呈低密度。MRI 表现为相对局限的实性、囊实性或多囊性肿块，单发病灶多呈多囊性改变，位于脑室内者呈单囊性改变。肿瘤实性部分的密度或信号不均，增强扫描呈中等或明显强化。总体 MRI 缺乏特征性，类似囊状病灶，强化少。此例呈多发大小不等的类似囊状病灶，易被误诊为囊虫病，但内部或壁上可见软组织信号影，CT 未见钙化，据此可以鉴别。

关键点： 囊内 / 囊边缘有软组织成分。

参考文献

1. ZHU D，CHENG A，BENONS N T L，et al. The rosette-forming glioneuronal tumor mimicked cerebral cysticercosis：a case report[J]. Neurol Sci，2021，42（10）：4301-4308.

2. CRAINIC N，FURTNER J，PALLUD J，et al. Rare neuronal，glial and glioneuronal tumours in adults[J]. Cancers（Basel），2023，15（4）：1120.

病例 33　弥漫性软脑膜胶质神经元肿瘤

男性，22岁，头痛，发现脑积水及多发颅内病灶，行脑积水引流术。

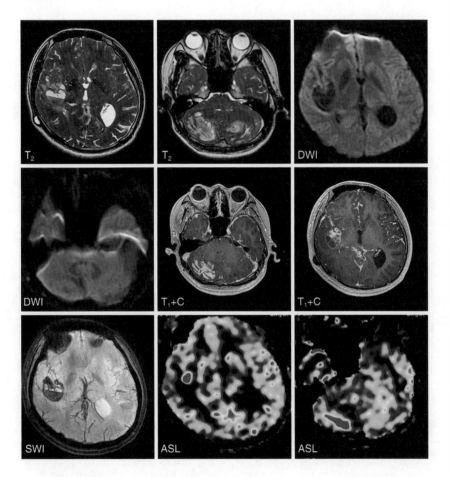

影像学表现：

1. MRI：广泛软脑膜为基底病变，部分伸展至脑实质，其中右侧颞叶见灶性 T_2WI 高低混杂信号影，病变内可见液平面（推测出血后），双侧小脑半球见斑片样混杂等高信号，DWI 呈低信

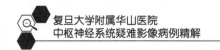

号。增强后右侧小脑半球软脑膜广泛强化，右侧颞叶病灶呈多囊状强化。

2. SWI：右侧颞叶病灶有出血，ASL 右侧颞叶及右侧小脑半球部分病灶高灌注。

病理诊断：弥漫性软脑膜胶质神经元肿瘤（diffuse leptomeningeal glioneuronal tumor，DLGNT）。

疾病介绍和影像学特点：弥漫性软脑膜胶质神经元肿瘤是一种惰性、低级别神经上皮肿瘤，2016 版 WHO CNS 肿瘤分类中曾单独列出这类肿瘤，2021 版则删除不再将其作为一个独立的肿瘤实体，考虑为一种肿瘤生长方式。该病好发于年轻患者，肿瘤广泛累及软脑膜和脑实质表面为主，组织学上肿瘤细胞主要为少突样细胞。

DLGNT 是一种非常罕见的中枢神经系统肿瘤，主要影响儿童和青少年。这种肿瘤以其在脑和脊髓的软脑膜内弥漫生长为特征。DLGNT 的细胞来源复杂，肿瘤细胞带有胶质细胞和神经元细胞的特征。

病因目前仍然不清楚，由于其罕见性，关于这种肿瘤的发生风险因素和病因的研究相对较少。遗传因素可能在某些病例中起作用，但具体的遗传路径尚未明确。DLGNT 的临床表现多种多样，通常取决于肿瘤的具体位置和大小。常见症状包括持续性头痛、视觉问题、运动或感觉障碍，以及癫痫发作。由于肿瘤以累及脑膜为著，因此可能引起脑膜刺激症状，如颈部僵硬等。

DLGNT 的诊断主要依赖于影像学检查和组织病理学分析。MRI 是诊断这种肿瘤的首选检查方法，能够显示肿瘤在脑膜内的

笔记

弥漫性生长模式。同时可能需要进行脑脊液（cerebrospinal fluid，CSF）分析和脑膜活检来确诊。由于其特殊的生长方式，DLGNT的诊断可能具有挑战性。

治疗方法因个体而异，取决于肿瘤的具体位置和患者的整体健康状况。治疗可能包括手术切除、放疗和化疗。由于肿瘤的弥漫性质，手术切除往往具有限制性。因此，综合治疗方法可能是必要的。

DLGNT的预后因病例而异，取决于肿瘤的位置、大小和治疗反应。由于这种肿瘤的罕见性和复杂性，预后的长期数据有限。由于其弥漫性生长的特点，DLGNT可能导致严重并发症，包括神经功能障碍和脑脊液循环障碍。

本例可见幕上、下广泛软脑膜病变，不规则增厚及强化，并继发脑积水，病理所见结合影像学检查，符合这类肿瘤的诊断。

关键点：软脑膜，增厚不规则，明显强化。

参考文献

1. LAKHANI D A，MANKAD K，CHHABDA S，et al. Diffuse leptomeningeal glioneuronal tumor of childhood[J]. AJNR Am J Neuroradiol，2020，41（11）：2155-2159.

2. AL-GHANEM R，LUQUE BARONA R，GODOY-HURTADO A，et al. Diffuse leptomeningeal glioneuronal tumor：a review of diagnosis and management with an illustrative case[J]. Neurocirugia（Astur：Engl Ed），2022，33（6）：389-393.

病例 34 生殖细胞瘤（基底节区）

男性，17岁，左侧肢体活动不利1年余，生化检查（血液）：β-HCG 352.4 mIU/mL（参考值：2.6 mIU/mL）。

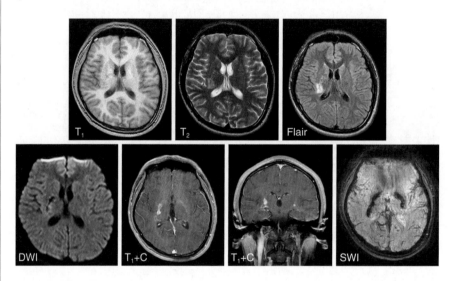

影像学表现：

1. MRI：右侧基底节区条片样信号异常，T_1WI 低信号、T_2WI 高信号及 Flair 高信号，以 DWI 低信号为主。增强扫描后可见条片样、显著强化。增强扫描冠状面另可见左侧基底节区类似强化，结节状。

2. SWI：低信号，且低信号范围大于 T_1WI 及 Flair 显示病灶范围。

病理诊断：基底节生殖细胞瘤（basal ganglia germinoma）。

疾病介绍和影像学特点：2021版WHO肿瘤分类中将生殖细胞肿瘤分为8类，而生殖细胞瘤是其中之一。

美国报道双灶（bifocal）表现，即同时出现松果体区和鞍区病灶多见。东亚地区相反，基底节生殖细胞瘤多见。基底节生殖细胞瘤是一种罕见的颅内生殖细胞肿瘤。这种肿瘤起源于位于中线附近的神经管早期发育阶段的原始生殖细胞，在脑肿瘤中占 0.3% ～ 3.4%。相较于在松果体区和鞍上等常见位置出现的生殖细胞瘤，基底节生殖细胞瘤较为少见，占颅内生殖细胞瘤的4% ～ 10%。该肿瘤主要发生在男性患者中，尤其是大龄男童，多见于 8 ～ 18 岁。基底节区含有运动、感觉和视觉的传导纤维，因此该部位的生殖细胞瘤最常见的临床症状为进行性肢体活动障碍，并常伴有以偏瘫、偏身感觉障碍和偏盲为特点的三偏综合征。

影像学是早期发现和鉴别基底节生殖细胞瘤的有效工具。基底节生殖细胞瘤在 CT 扫描中可呈稍高、等或稍低密度。MRI 影像学表现多样，早期阶段没有明显的占位效应，呈斑片状信号异常。随着疾病的进展，肿瘤逐渐形成肿块影像，明显表现出占位效应。在某些病例中，肿瘤可能发生囊变，并且在增强扫描后，实质部分呈明显强化，而囊性部分则不强化。SWI 序列对于诊断早期、未形成肿块的基底节生殖细胞瘤具有较高特异性，可显示明显点片状低信号（推测为出血）。

本例 MRI 上可见双侧基底节区条片样病灶，DWI 呈低信号为主，SWI 见明显低信号。

与全身其他部位的生殖细胞瘤一样，颅内生殖细胞瘤也具有较为典型的生物标志物，这些标志物有时可以通过脑脊液检测到。血清和脑脊液中甲胎蛋白（AFP）和 β - 人绒毛膜促性腺激素（β-HCG）的水平测定有助于诊断生殖细胞肿瘤，并辅助分型。胎盘碱性磷酸酶（placental alkaline phosphatase，PLAP）也是评估生殖细胞瘤的可靠生化标记之一。需要注意的是，肿瘤标志物阴性并不排除为生殖细胞瘤。

生殖细胞瘤对放疗非常敏感，小剂量射线即可迅速使肿瘤缩小。单纯放疗可获得超过 90% 的 5 年生存率；而放疗和化疗的结合可获得更好的效果，可将放疗剂量降低、减少放疗并发症的发生。

关键点： SWI 明显低信号。

参考文献

1. LOU X，MA L，WANG F L，et al. Susceptibility-weighted imaging in the diagnosis of early basal ganglia germinoma[J]. AJNR Am J Neuroradiol，2009，30（9）：1694-1699.

2. RASALKAR D D，CHU W C，CHENG F W，et al. Atypical location of germinoma in basal ganglia in adolescents：radiological features and treatment outcomes[J]. Br J Radiol，2010，83（987）：261-267.

病例35　原发性中枢神经系统淋巴瘤（1）

男性，70岁，快速进展性左侧肢体活动障碍半个月余。

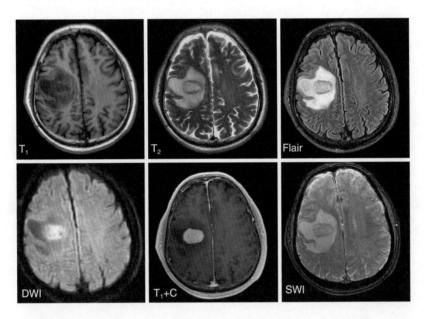

影像学表现：

1. MRI：右侧半卵圆中心类椭圆形病灶，T_1WI 边缘等信号，内部低信号，T_2WI 边缘等低信号、内部高信号，Flair 边缘等信号，内部稍高信号。DWI 显示病灶整体呈高信号，增强后明显均匀实性强化。周围白质内可见片状水肿。

2. SWI：病灶内部未见低信号（出血）。

病理诊断：弥漫大 B 细胞淋巴瘤（diffuse large B cell lymphoma，DLBCL）。

疾病介绍和影像学特点：原发性 CNS 淋巴瘤是非霍奇金淋巴瘤的一种，累及部位特指脑、脊髓实质、脑/脊膜和眼淋巴瘤，无体部淋巴瘤证据。其中脑实质内淋巴瘤最常见。临床常亚急性起病，智能下降，典型影像表现为脑白质内大块状实性、均匀强化灶。病灶弥散受限，增强后明显均匀强化。

DLBCL 是一种快速生长的非霍奇金淋巴瘤（non-Hodgkin lymphoma，NHL），起源于 B 淋巴细胞，是成人最常见的淋巴瘤类型，占所有 NHL 的 30% ~ 40%。这种肿瘤可以在淋巴系统的任何部位发生，但通常首先出现在淋巴结中。

本病的确切病因尚未明确。已知的风险因素包括年龄（多见于老年人）、某些遗传因素、免疫系统受损（如 HIV 感染者或器官移植后的患者）及某些病毒感染（如 EB 病毒），环境因素（如接触某些化学物质）也可能增加患病风险。症状包括无痛性淋巴结肿大、发热、夜间盗汗和体重减轻。在某些病例中，淋巴瘤可能会侵犯身体其他器官（如胃肠道、骨髓或中枢神经系统），导致特定的临床表现。

DLBCL 的诊断包括临床评估、实验室检查、影像学检查（如 CT 扫描或 PET 扫描），以及淋巴结活检。其中活检是确诊的关键，可以通过组织病理学和免疫组化标记来确定淋巴瘤的特定类型。分子生物学检测（如基因重排分析）也在 DLBCL 的诊断中发挥重要作用。

DLBCL 的治疗通常包括化疗，有时结合免疫疗法。R-CHOP（利妥昔单抗、环磷酰胺、多柔比星、长春新碱和泼尼松）是标准的一线治疗方案。对于复发性或难治性 DLBCL，可能需要更加强化的治疗方案，包括高剂量化疗和自体干细胞移植。

预后取决于多种因素，包括患者的年龄、整体健康状况、肿瘤的分期和生物学特性。虽然 DLBCL 在适当治疗下可以被控制，但该疾病有复发可能性，特别是在高风险患者中。治疗过程中可能出现化疗相关副作用和感染风险增加。

原发中枢神经系统淋巴瘤和系统性淋巴瘤累及中枢，病灶在影像表现上略有不同。本例 PET 无体部淋巴瘤证据，脑内病灶也符合原发 CNS 淋巴瘤影像表现。

关键点：实性病灶，均匀、明显强化。

参考文献

1. HALDORSEN I S，ESPELAND A，LARSSON E M. Central nervous system lymphoma：characteristic findings on traditional and advanced imaging[J]. AJNR Am J Neuroradiol，2011，32（6）：984-992.

2. VOULTSINOU D，MANTATZIS M，GERUKIS T，et al. Magnetic resonance imaging patterns in central nervous system lymphomas：a pictorial review[J]. Clin Imaging，2021，78：1-7.

病例 36　原发性中枢神经系统淋巴瘤（2）

女性，67 岁，头晕、呕吐、纳差 2 周余，伴有视物重影。

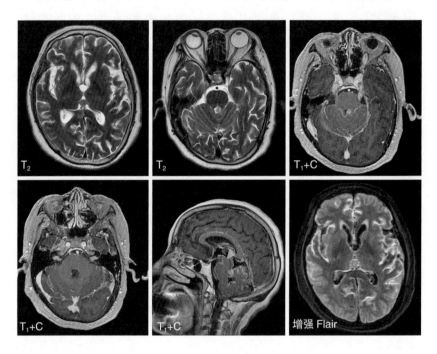

影像学表现：

1. MRI：T_2WI 显示第三、第四脑室内等信号结节，脑室轻度扩大。增强后可见结节均匀强化，另见双侧三叉神经、听神经强化、软脑膜强化。

2. 增强 Flair：软脑膜弥漫线样强化，较增强 T_1WI 更清楚和确切。

CSF 脱落细胞学诊断：大 B 细胞淋巴瘤（darge B cell lymphoma）。

疾病介绍和影像学特点：CNS 淋巴瘤可分为原发性 CNS 淋巴瘤（局限于中枢神经系统）和继发性 CNS 淋巴瘤（体部淋巴瘤

累及中枢）。原发性 CNS 淋巴瘤包括脑、脊髓实质、脑 / 脊膜和眼淋巴瘤，同时无体部淋巴瘤证据。其中，脑实质淋巴瘤最常见，仅累及软脑膜的淋巴瘤少见。本例脑膜弥漫强化，双侧三叉神经及听神经强化，脑室内强化结节，易被误诊为感染或软脑膜转移瘤。增强 Flair 较增强 T_1WI 显示软脑膜强化更明显，有更高诊断价值。

关键点：颅神经强化（软脑膜播散表现之一）。

参考文献

1. VOULTSINOU D, MANTATZIS M, GERUKIS T, et al. Magnetic resonance imaging patterns in central nervous system lymphomas：a pictorial review[J]. Clin Imaging, 2021, 78：1-7.

2. TAYLOR J W, FLANAGAN E P, O'NEILL B P, et al. Primary leptomeningeal lymphoma：international primary CNS lymphoma collaborative group report[J]. Neurology, 2013, 81（19）：1690-1696.

笔记

病例 37　原发性中枢神经系统淋巴瘤（3）

女性，60 岁，行走不稳 1 个月，口齿不清 1 周。病情快速进展，约 2 周后去世。外周未检测到淋巴结肿大。

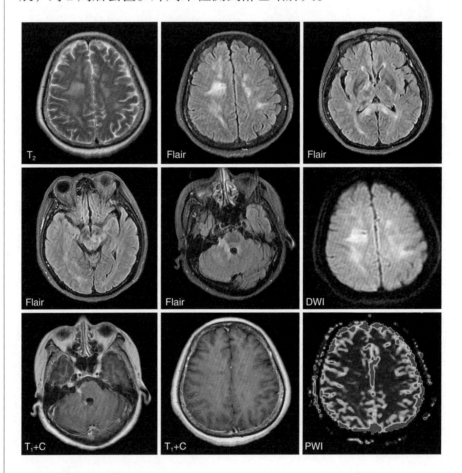

影像学表现：

1. MRI：双侧半卵圆中心、胼胝体、脑桥、右侧桥臂及三叉神经信号异常，呈 T_2WI 及 Flair 高信号，DWI 高信号，增强后仅右侧桥臂病灶及三叉神经均匀强化，余病灶未见强化。

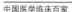

2.PWI：双侧半卵圆中心病灶呈低灌注。

临床诊断：淋巴瘤（lymphoma）。

疾病介绍和影像学特点：颅内淋巴瘤典型表现为脑内多发团块状、明显实性强化病灶，但越来越多临床实践发现有一定比例淋巴瘤表现为多发斑片状病灶，部分病例有病理证实为血管内淋巴瘤或大脑淋巴瘤病。本例无病理检查证实，但结合临床及影像学检查，诊断为淋巴瘤最符合。

淋巴瘤累及颅神经不少见，但由于大部分颅神经细小显示不清，三叉神经由于相对较粗，强化后常显示更明显。

淋巴瘤在 ASL 多数呈低灌注，也有部分呈高灌注，需积累更多病例总结规律。

关键点：特殊影像类型淋巴瘤（多发斑片病灶）。

参考文献

1. ZUCKERMAN D，SELIEM R，HOCHBERG E. Intravascular lymphoma：the oncologist's "great imitator" [J]. Oncologist，2006，11（5）：496-502.

2. YU H，GAO B，LIU J，et al. Lymphomatosis cerebri：a rare variant of primary central nervous system lymphoma and MR imaging features[J]. Cancer Imaging，2017，17（1）：26.

病例 38　原发性中枢神经系统淋巴瘤（4）

女性，58 岁，情绪低落，不爱说话，强迫重复动作，活动迟缓，吞咽困难。中枢神经系统脱髓鞘相关抗体（−），脑脊液寡克隆带（−）。脑脊液生化：白蛋白升高，免疫球蛋白（−）。

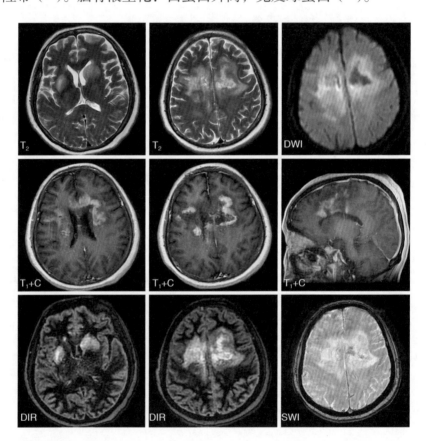

影像学表现：

1. MRI：T_2WI 双侧额叶、基底节区不均匀高信号，DWI 外高内低信号，增强扫描后胼胝体膝部、体部、双侧脑室旁及额叶病灶边缘强化（厚壁）。

2. DIR：病灶不均匀高信号，SWI 左侧额叶病灶内低信号，提示出血。

病理诊断：弥漫大 B 细胞淋巴瘤，*MDY88* 基因突变。

疾病介绍和影像学特点：脑实质内淋巴瘤典型影像学表现为脑白质内大块状、实性、均匀强化灶，不典型时可见边缘强化或伴有出血，此时影像学甚至病理检查对鉴别淋巴瘤和炎性脱髓鞘病灶都有一定困难。有学者提出"淋巴瘤前哨病变"，即炎性脱髓鞘病变先于淋巴瘤出现，导致首次影像及病理找不到淋巴瘤证据。但间隔一定时间，后续再次出现病理可见的淋巴瘤。对此观点，也有部分争议，不同意的观点认为可能是活检时的取样偏移，并建议活检选点一定要在 MRI 增强最致密强化区域。

此例 MRI 增强病灶内部呈低强化坏死样表现，组织病理未能给出淋巴瘤诊断，后续基因检测进一步确认，提示基因检测对淋巴瘤诊断有一定的价值。

回顾 MRI，病灶边缘强化，但壁厚明显，与炎性脱髓鞘表现不同，更提示淋巴瘤。

关键点：MRI 强化壁厚且不规则，基因检测辅助诊断淋巴瘤。

参考文献

1. QIU T，CHANCHOTISATIEN A，QIN Z，et al. Inflammatory demyelinating lesions：true sentinel lesion or immune-mediated response to lymphoma?[J]. World Neurosurgery，2021，145：172-177.

2. VOULTSINOU D，MANTATZIS M，GERUKIS T，et al. Magnetic resonance imaging patterns in central nervous system lymphomas：a pictorial review[J]. Clin Imaging，2021，78：1-7.

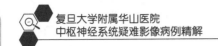

病例 39　朗格汉斯细胞组织细胞增生症

男性，43 岁，发现肝脏病变 6 年，头晕、站立不稳 2 周。

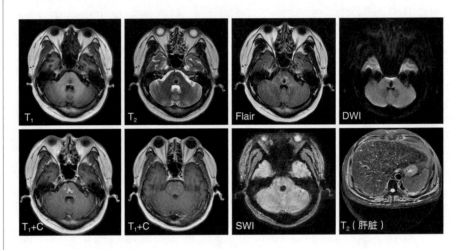

影像学表现：

1. 头颅 MRI：脑桥可见 T_1WI 低信号影，T_2WI 及 Flair 呈高低混杂信号，DWI 见变形高低信号（提示出血），增强后可见散在点状、小片状聚集强化，强化显著。

2. SWI：病灶内低信号（符合出血）。

3. 肝脏 MRI：T_2WI 可见肝内弥漫高信号小结节影。

病理诊断：肝脏活检，符合朗格汉斯细胞组织细胞增生症（langerhans cell histiocytosis，LCH）。

疾病介绍和影像学特点：组织细胞增生类疾病是组织细胞异常增生后在身体不同脏器累积所致，部分形成肿块。2021 版 WHO CNS 肿瘤分类于"血液淋巴类病变累及中枢"章节，分为 5 个亚型（埃德海姆 – 切斯特病、罗萨伊 – 多尔夫曼病、青少年黄色

笔记

瘤样肉芽肿、朗格汉斯细胞组织细胞增生症和组织细胞肉瘤）。

朗格汉斯细胞是一种属于单核吞噬细胞系的免疫细胞，通常在皮肤和淋巴组织中被发现。朗格汉斯细胞组织细胞增生症亦可累及全身多个系统，是一组罕见而异质性的疾病，其特征是朗格汉斯细胞的异常增生。本病可见于不同的年龄段，但在儿童和年轻人中更为常见，成人中发病率较低。

朗格汉斯细胞组织细胞增生症的确切原因尚不清楚，但一些研究表明可能涉及免疫系统的异常反应。

中枢神经系统常见病变包括颅骨边界锐利溶骨病灶、下丘脑－垂体病灶等，脑实质内病灶罕见。MRI 平扫常见表现包括漏斗部增厚、垂体后叶亮点消失、下丘脑和丘脑信号改变等。也可观察到鞍上肿块，伴脑桥、基底节和白质多发卫星病变等。在极少数情况下，脑实质或脉络丛可能发生肿块或肉芽肿，由于脑脊髓液流动被阻断，导致颅内压升高。

此例脑桥实质病灶，MRI 类似淋巴瘤，影像学确诊困难。

关键点：LCH 脑实质内病灶强化类似淋巴瘤，结合脑外表现可提示诊断。

参考文献

1. FU Z, LI H, ARSLAN M E, et al. Hepatic langerhans cell histiocytosis: a review[J]. World J Clin Oncol, 2021, 12（5）: 335-341.

2. LOUIS D N, PERRY A, WESSELING P, et al. The 2021 WHO classification of tumors of the central nervous system: a summary[J]. Neuro Oncol, 2021, 23（8）: 1231-1251.

笔记

病例 40　脑转移瘤

男性，67 岁，4 天前突发左下肢乏力，入院后胸部 CT 提示右肺占位，肺穿刺病理：非小细胞肺癌。

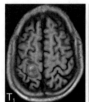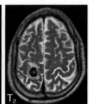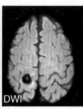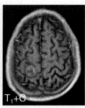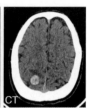

影像学表现：

1. MRI：右侧顶叶脑内类圆形异常信号，周围水肿轻微，T_1WI 呈高低混杂信号、T_2WI 及 DWI 低信号，增强后轻度、不均匀强化。

2. CT 平扫：右侧顶叶类圆形高密度影，伴周围水肿，类似血肿。

临床诊断： 非小细胞肺癌（non-small cell lung carcinoma，NSCLC）脑转移瘤。

疾病介绍和影像学特点： 肺癌是脑转移瘤最常见的原发性肿瘤之一，肺癌脑转移瘤典型表现为大小不等的多发病灶，环形强化，伴周围明显水肿。

大约 25% 的肺癌患者在初次诊断时就已经出现脑转移，多达 50% 的患者病程中最终会发展为脑转移瘤。NSCLC 是最常见的肺癌类型，发生脑转移的风险也较高。临床症状主要表现为头痛、呕吐等颅内高压症状和受累部位的局灶神经功能障碍，MRI 和 PET/CT 是主要的辅助诊断检查。一旦确诊，应尽早接受治疗。

对于只有 1 ～ 2 个脑转移瘤且容易暴露和切除的患者来说，手术仍是首选治疗方案，即使仅切除部分肿瘤，也可能有助于缓解症状，且手术后通常会进行放疗。综合治疗包括化疗、免疫疗法和靶向疗法，由于许多化疗药物无法穿过血脑屏障，因此靶向疗法是治疗脑转移瘤的主要方法。靶向疗法可以识别并攻击特定的癌细胞，同时将对正常细胞的伤害降到最低，尤其对于肺癌细胞发生特定突变（如表皮生长因子受体 EGFR 和间变性淋巴瘤激酶 ALK）的患者，效果更佳。尽管肺癌脑转移很少能被治愈，但随着检测手段和治疗方法的进步，未来仍有望进一步提高患者生存期、改善生活质量。

单发病灶伴不典型表现时容易被误诊。本例为老年患者，以脑内单发病灶伴明显出血为主，易被误诊为单纯血肿，有经验的影像医师可能会提示转移瘤，从而补充体部检查。

关键点：伴出血病变，和单纯血肿鉴别。

参考文献

1. ZHANG W，MA X X，JI Y M，et al. Haemorrhage detection in brain metastases of lung cancer patients using magnetic resonance imaging[J]. J Int Med Res，2009，37（4）：1139-1144.

2. CHAKRABARTY N，MAHAJAN A，PATIL V，et al. Imaging of brain metastasis in non-small-cell lung cancer：indications，protocols，diagnosis，post-therapy imaging，and implications regarding management[J]. Clin Radiol，2023，78（3）：175-186.

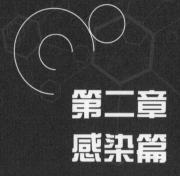

第二章
感染篇

中枢神经系统感染总体比外周感染少见，病原体包括病毒、细菌、霉菌和寄生虫等。病毒感染中最常见为单纯疱疹病毒感染，典型表现为累及颞叶灰质和白质，为结构破坏性，可见坏死、出血等。脑脓肿可见于急性感染（如葡萄球菌），也可见于结核、霉菌等的慢性感染。神经梅毒是容易被忽略的一个疾病，本章节特别选择多个有不同部位累及和不同影像学表现的病例。另外，克－雅病在近几年的痴呆门诊中并不少见，MRI 有特异性表现，因此也选择了典型、有代表性的病例进行介绍。

病例 41 脑脓肿（1）

女性，67 岁，发热、咳嗽、咳痰半个月，体温最高达 38.5 ℃。胸部 CT 提示两肺多发空洞性病变。细菌培养及鉴定，痰：肺炎克雷伯菌（++）；肺泡灌洗液：肺炎克雷伯杆菌 30 000 CFU/mL。

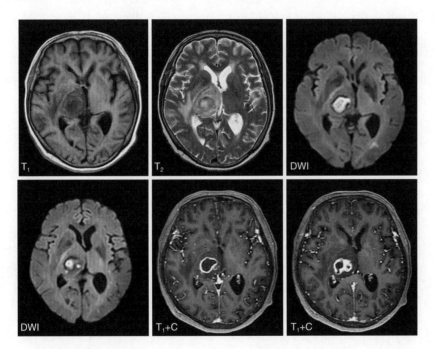

影像学表现：

MRI：右侧丘脑病灶，T_1WI 低信号、T_2WI 混杂高信号，DWI 边缘低信号、内部高信号灶，增强扫描环形强化，内壁光滑，出现环靠环征象。

病理诊断：脑脓肿（brain abscess）。

疾病介绍和影像学特点：脑内感染形成脓腔时称为脑脓肿，一般有血运良好的包膜包绕。脑脓肿可由临近部位的炎症扩散而

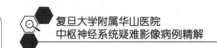
来，如慢性中耳炎、鼻窦炎、细菌性脑膜炎，或远隔部位感染血行播散而来，如细菌性心内膜炎或肺部感染。严重的头部外伤和神经外科手术后也有可能发生脑脓肿。脑脓肿的主要临床表现被称为脑脓肿三大主征，包括发热、头痛、局灶神经功能缺损。但是有部分患者主诉并不典型，甚至只有进行性认知功能障碍，乃至没有症状。细菌的全身感染史有时能提示脑脓肿的发生。

病原学研究显示，在确认的脑脓肿致病菌中链球菌（34%）、葡萄球菌（18%）、革兰阴性杆菌（15%）居于前三位。脑脓肿的非典型病原体包括真菌、诺卡氏菌、结核分枝杆菌等，主要出现于免疫缺陷或接受免疫治疗的患者。

CT 增强扫描典型表现为周边环状强化病灶，包括病灶中心低密度区，以及病灶周围的低密度水肿区。MRI 作为首选影像学检查用于诊断脑脓肿。常见特征表现包括病灶中心坏死区在 T_1WI 上常呈较高信号，相对于脑脊液高，相对于白质低。T_2WI 上脓肿腔内容物信号与脑脊液和灰质接近。脓肿壁为环形等信号或低信号，增强扫描脓肿壁明显环形强化。可以是单发环状强化或多个环状强化，多发时部分可呈环靠环或环套环征象。

不典型脑脓肿需与脑肿瘤鉴别，脑脓肿在 DWI 上呈典型腔内高信号，ADC 受限。SWI 上脑脓肿由于脓肿壁的磁敏感效应呈现特征性"双轨征"，被认为源于巨噬细胞产生的顺磁性自由基，可与胶质瘤鉴别。

MRI 上腔壁强化伴内部 DWI 高信号（脓液弥散受限）几乎可以确诊脑脓肿。

此例 CT 有肺脓肿病史，脑内环状强化灶，内壁光整，大小环相靠，环内均呈 DWI 高信号（两处），符合典型细菌性脑脓肿影像学表现。

　　关键点：脓肿腔内壁光整，腔内 DWI 高信号。

参考文献

1.　ZHAO J，HUO T，LUO X，et al. Klebsiella pneumoniae-related brain abscess and meningitis in adults：case report[J]. Medicine（Baltimore），2022，101（2）：e28415.

2.　WU C，HAN S，BAYDUR A，et al. Klebsiella brain abscess in an immunocompetent patient：a case report[J]. J Med Case Rep，2021，15（1）：44.

病例 42　脑脓肿（2）

女性，50 岁，突发右侧肢体无力、麻木。查体：右侧肢体肌力 4 级，脑膜刺激征（−）。

既往史：2 个月前行左侧颅内动脉瘤介入栓塞术。

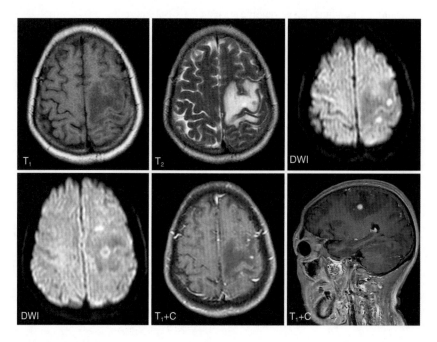

影像学表现：

MRI：左侧额顶叶大片状 T_1WI 低信号、T_2WI 高信号灶，T_2WI 高信号中见低信号影结节影。DWI：显示左侧额顶叶多个高信号结节。增强见多发点状、小环状强化灶。

病理诊断： 脑脓肿（brain abscess）。

疾病介绍和影像学特点： 脑脓肿是各种微生物感染后，脑实质内形成的含脓液腔。脓液浓稠时 DWI 可见高信号（弥散受限），脓液稀薄时 DWI 呈低信号非特异表现。病灶可单发或多发，随机单侧或双侧分布，典型脑脓肿 MRI 增强扫描后呈环形强化、内壁光整。脓肿尚未完全形成脓腔时，表现为炎症样实性强化，此例个别小病灶非典型脓腔样改变，但同侧介入治疗史、多发，有典型脓肿病灶，符合诊断。

关键点：同侧手术操作病史。

参考文献

1. CHEN G，ZHAN S，CHEN W，et al. Brain abscess after endosaccularembolisation of a cerebral aneurysm[J]. J Clin Neurosci，2014，21（1）：163-165.

2. ASANO M，FUJIMOTO N，FUCHIMOTO Y，et al. Brain abscess mimicking lung cancer metastases：a case report[J]. Clin Imaging，2013，37（1）：147-150.

笔记

病例 43　神经梅毒（1）

男性，64 岁，腹痛就诊，头颅 MRI 发现病灶，血液及 CSF
检查确诊神经梅毒。后专科医院予以 3 周青霉素注射治疗。治疗
前、后患者自述无明显神经系统症状及记忆力下降等。

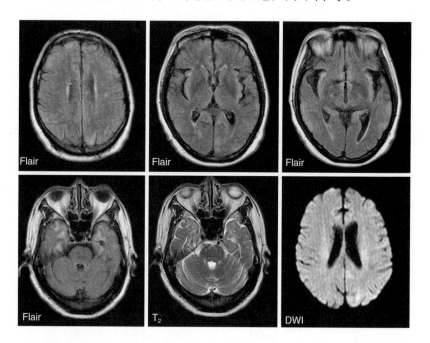

影像学表现：

MRI：双侧额叶、顶叶、岛叶、颞叶多发、斑片状 Flair 高信
号、T_2WI 高信号，以双侧颞极白质为著，左侧顶叶病灶 DWI 呈
稍高信号。

临床及实验室诊断：神经梅毒（neurosyphilis）。

疾病介绍和影像学特点：神经梅毒是梅毒螺旋体侵袭中枢神
经系统所致的慢性临床综合征，脑、脊髓、周围神经等均可受累，

临床表现多变，主要与受累的责任病灶相关。既往研究认为神经梅毒为梅毒晚期的表现，目前研究显示，神经梅毒可在初次感染后的任何时间出现。近年来神经梅毒发病率逐渐增加，不典型表现增多，诊断主要依靠血清学检查，漏诊及误诊率高。

中年男性为神经梅毒的高危人群，男性患者为女性患者的4～7倍，平均发病年龄为48.1岁。关于梅毒螺旋体的分子流行病学研究显示，梅毒螺旋体存在亲神经菌株，1998年建立起梅毒螺旋体tpr和arp基因分子分型系统，14a、14d/f、19d/c与神经梅毒相关，14d/f在我国具有流行优势。约20%未经治疗的梅毒患者可发展为无症状神经梅毒，后者中10%可进展为有症状神经梅毒，并随时间延长其比例呈增长趋势。

神经梅毒依据病理改变可分为间质型神经梅毒和实质型神经梅毒。在临床工作中，典型的神经梅毒主要分为5类：无症状神经梅毒、梅毒性脑膜炎、血管型梅毒、脊髓痨、麻痹性痴呆。其他表现如梅毒性树胶肿、Erb氏梅毒性痉挛截瘫等少见。眼梅毒及耳梅毒同时也包括在神经梅毒范围内。早期神经梅毒包括梅毒性脑膜炎、血管型梅毒；晚期神经梅毒包括麻痹性痴呆、脊髓痨等。

2018年中国卫生行业标准梅毒诊断及2014年中国疾病预防控制中心发布的梅毒诊疗指南中神经梅毒的脑脊液结果需符合以下2条：①白细胞计数≥ 10×10^6/L，蛋白量> 500 mg/L，且排除其他原因引起的异常（为2014年指南的疑似神经梅毒诊断标准）；② VDRL/RPR/TRUST或FTA-ABS/TPPA/TPHA阳性。我国指南更关注梅毒入侵中枢神经系统的证据，确诊需有脑脊液炎性证据及血清学试验阳性，以避免误诊。

神经梅毒的病理表现多样，因此存在相应多种影像学改变，头部 MRI 检查可出现脑膜增厚及强化、脑萎缩（以前部脑叶为主）、脑室扩大、脑白质病变、皮层及皮层下缺血性改变、水肿、肉芽肿、脊髓肿胀、脊髓后索异常信号、视神经萎缩等，影像学表现缺乏特异性。

梅毒所致痴呆的常见影像学表现包括脑萎缩及双侧内侧颞叶（包括颞极）Flair 高信号等。此例无症状但影像学表现典型。

关键点：双侧颞叶信号异常（以白质为主）。

参考文献

1. CZARNOWSKA-CUBAŁA M，WIGLUSZ M S，CUBAŁA W J，et al. MR findings in neurosyphilis--a literature review with a focus on a practical approach to neuroimaging[J]. Psychiatr Danub，2013，25（Suppl 2）：S153-S157.

2. TIWANA H，AHMED A. Neurosyphilis with unique neuroimaging findings[J]. Neurology Apr，2017，88（16 Supplement）：308.

病例 44 神经梅毒（2）

男性，59 岁，突发意识障碍，记忆力减退 3 个小时，既往有高血压及梅毒病史。

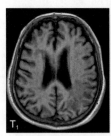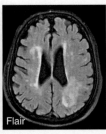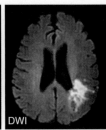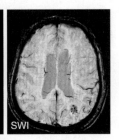

影像学表现：

1. MRI：左侧顶叶片状异常信号影，T_1WI 低信号，Flair 高信号，DWI 明显高信号。

2. SWI：病灶内少许低信号（出血）。

临床诊断：脑膜血管神经梅毒（meningovascular neurosyphilis）。

疾病介绍和影像学特点：神经梅毒可以累及脑膜、脑实质和脑血管，累及血管后可以发生继发梗死 / 出血。本例 DSA 显示左侧大脑中动脉 M2 段分支闭塞，血抗体、CSF 二代测序技术（next-generation sequencing，NGS）可见大量梅毒螺旋体，符合诊断。

关键点：特殊脑梗死。

参考文献

1. KRISHNAN D，ZAINI S S，LATIF K A，et al. Neurosyphilis presenting as acute ischemic stroke[J]. Clin Med（Lond），2020，20（1）：95-97.

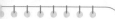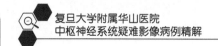

2. BATINIĆ D, ANTULOV R, KLUPKA-SARIĆ I, et al. Cerebral infarction as initial manifestation of meningovascular neurosyphilis in an immunocompetent patient - a case report with long term follow-up[J]. Clin Case Rep, 2023, 11（3）: e7021.

病例 45　神经梅毒（3）

女性，34 岁，反应迟钝，意识混乱 1 天。CSF 梅毒快速血浆反应素试验阳性，梅毒螺旋体特异性抗体 11.5（参考值：0 ～ 1）。

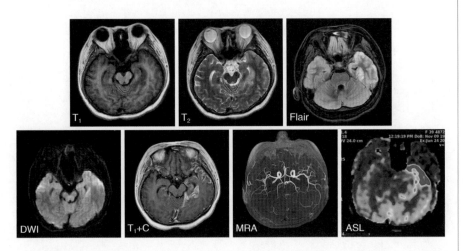

影像学表现：

1. MRI：左侧颞叶广泛病变，T_1WI 呈低信号，T_2WI 及 Flair 高信号，左侧海马局限性 DWI 高信号，相应区域及皮层见异常强化。

2. MRA：颅内大血管未见明显异常。

3. ASL：左侧颞叶高灌注。

临床诊断：神经梅毒（neurosyphilis）。

疾病介绍和影像学特点：神经梅毒可以模拟很多疾病表现，缺乏特征性。本例病变累及左侧颞叶，病灶有脑回样强化，最常见病因为单纯疱疹病毒脑炎。但神经梅毒有报道类似病变，本例有不洁生活史，血液及脑脊液化验支持梅毒感染。

关键点：类似单纯疱疹病毒脑炎。

参考文献

1. XIANG T，LI G，XIAO L，et al. Neuroimaging of six neurosyphilis cases mimicking viral encephalitis[J]. J Neurol Sci，2013，334（1/2）：164-166.

2. ABDELERAHMANK T，SANTAMARIAD D，RAKOCEVICG. Pearls and oysters：neurosyphilis presenting as mesial temporal encephalitis[J]. Neurology，2012，79（24）：e206-e208.

病例 46 梅毒性脊髓－神经根炎

男性，37 岁，拄拐杖进诊室。血液和 CSF 检查确诊神经梅毒。

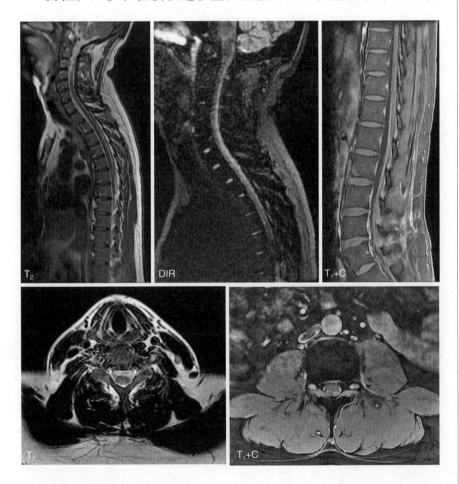

影像学表现：

MRI：颈胸髓后部信号异常，呈 T_2WI 稍高信号，DIR 显示明显，呈长节段均匀高信号，增强扫描后可见马尾神经根强化。

临床诊断：梅毒性脊髓－神经根炎。

疾病介绍和影像学特点：本例先有临床及实验室检查明确诊

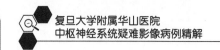

断神经梅毒，MRI 检查显示颈胸长节段脊髓后部信号异常，增强扫描后可见马尾神经根强化，文献报道少。

关键点：梅毒病史。

参考文献

1. YUAN J L，WANG W X，HU W L. Clinical features of syphilitic myelitis with longitudinally extensive myelopathy on spinal magnetic resonance imaging[J]. World J Clin Cases，2019，7（11）：1282-1290.

2. ELDAYA R，EISSA O，CALLES G，et al. MRI of conus medullaris，cauda equina，and filum terminale lesions[J]. Contemporary Diagnostic Radiology，2016，39（24）：1-7.

病例 47 单纯疱疹病毒脑炎（1）

男性，60 岁，发热 1 周，意识不清伴间断肢体抽搐。2 年前骨髓移植病史。CSF NGS：人类疱疹病毒 1 型，病毒数为 15 000 copies/mL。

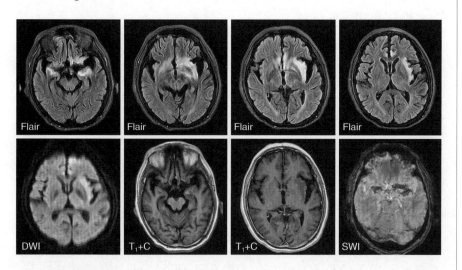

影像学表现：

1. MRI：双侧颞叶、额底、左侧岛叶多发信号异常，Flair 高信号，DWI 略高信号，T_1WI 平扫见散在少许高信号（推测为出血），增强扫描后未见明显强化。

2. SWI：病灶内多发低信号（出血）。

临床诊断：单纯疱疹病毒脑炎（herpes simplex virus encephalitis）。

疾病介绍和影像学特点：单纯疱疹病毒脑炎约 90% 由单纯疱疹病毒 1 型（herpessimplexvirustype1，HSV-1）感染所致，是最常见的散发、坏死性、致死性病毒脑炎。少数为单纯疱疹病毒 2 型

笔记

（HSV-2）。临床上常急性起病，有发热或癫痫病史。该疾病最常见于 40 岁以上及 20 岁以下的男性人群，各季节均可发病，确诊依赖血液和 CSF 相关学检查。未经治疗的单纯疱疹病毒脑炎病死率高达 70%。

单纯疱疹病毒潜伏在半月神经节并在激活后沿三叉神经分支逐渐侵及一侧脑组织，特别是大脑颞叶、额叶及边缘系统，引起出血性坏死和炎症反应。

影像学技术的发展提高了这类疾病早期诊断的敏感性和特异性。约半数的患者可在头颅 CT 平扫时发现额叶、颞叶局灶性、单侧或双侧不对称的低密度区，界限不清，形状不规则，其中可见点状高密度或片状的出血灶，部分病例会伴随明显的占位效应。发病后的 1 周是评估单纯疱疹病毒脑炎患者头颅影像的最佳时期。

由于病灶通常起自大脑深部的颞叶内侧并逐渐向额叶及边缘系统进展，MRI 较 CT 显示病变区域更具优势，可在 48 小时内即发现 80% 以上的脑实质病变。其典型表现为颞叶内侧、额叶眶面、岛叶大片状不对称的 T_1WI 低信号，Flair 显著高信号区并伴有局灶性水肿，增强扫描可见病灶边缘部分出现线样或脑回样强化。病灶与豆状核界限清晰，形如刀切样，因此被称为"刀切征"，即通常基底节不受累，此征象有鉴别诊断价值。但重症病例可见丘脑与基底核团侵犯，伴有局灶性的出血坏死区。病变通常不会累及至小脑、脑干。

DWI 显示病灶扩散受限及 ADC 低信号提示以细胞毒性水肿为主，是单纯疱疹病毒脑炎急性期最为敏感的序列，PWI 则显示病灶呈高灌注状态。单纯疱疹病毒脑炎患者在病变后期常会遗留脑萎缩、广泛的脑软化等改变，且部分病例早期可在 MRI 上无异常改变，因此对于疑诊及治疗效果欠佳的患者应及时复查 MRI 并对干预方式做出调整。

关键点：累及边缘系统，破坏性病变（出血、坏死）。

参考文献

1. AK A K，BHUTTA B S，MENDEZ M D. Herpes Simplex Encephalitis[M/OL]. Treasure Island（FL）：Stat Pearls，2024[2024-01-19]. https：//www. ncbi. nlm. nih. gov/books/NBK557643/.

2. JAYARAMAN K，RANGASAMI R，CHANDRASEKHARAN A. Magnetic resonance imaging findings in viral encephalitis：a pictorial essay[J]. J Neurosci Rural Pract，2018，9（4）：556-560.

病例 48 单纯疱疹病毒脑炎（2）

女性，46 岁，1 年前患者无明显诱因下出现发热，热程 10 天余，体温最高 39 ℃，病程中有意识模糊、认知功能障碍，大小便失禁，脑脊液检查诊断单纯疱疹病毒性脑炎。经治疗后遗留有行为异常、生活不能自理、记忆力减退。本次入院脑脊液及血清抗 AMPAR2 抗体阳性（1 ： 10）。

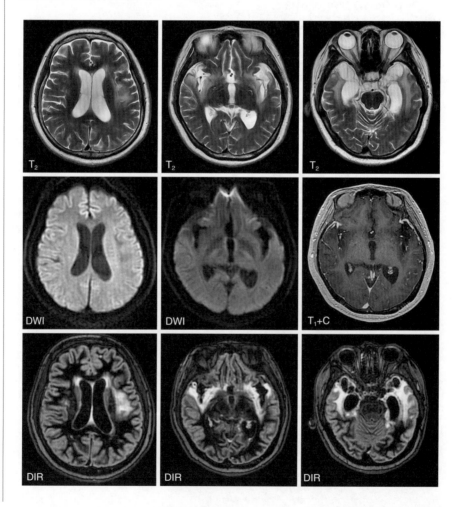

影像学表现：

1. MRI：以双侧前颞叶为主后遗改变，双侧颞叶软化灶形成，T_2WI 高信号，DWI 等低信号，增强扫描后未见强化。双侧脑室颞角明显扩大。

2. DIR：显示病变更清楚，双侧颞叶前部显著高信号，颞极软化灶形成，颞角扩大。病变延伸至左侧脑室旁。

临床诊断：单纯疱疹病毒脑炎后遗改变（sequelae of viral encephalitis）。

疾病介绍和影像学特点：儿童或成人单纯疱疹病毒脑炎约 90% 由 HSV-1 感染所致，是最常见的散发、坏死性、致死性病毒脑炎；少数为 HSV-2 感染。临床上常急性起病，有发热或癫痫病史。影像学特征表现为单侧或双侧颞叶、非对称性异常信号，可见出血、坏死表现，基底节不受累有鉴别诊断价值。本例 1 年前诊断明确，本次为典型后遗影像表现，即囊状脑软化灶和萎缩（颞角扩大）。本次查到自身免疫性脑炎抗体阳性，类似"双峰脑炎"，但因间隔时间较长，是否考虑自免脑及临床后续治疗决策需综合分析。

关键点：破坏性病变（坏死、囊变、萎缩）后遗脑软化和萎缩。

参考文献

1. CHOW F C, GLASER C A, SHERIFF H, et al. Use of clinical and neuroimaging characteristics to distinguish temporal lobe herpes simplex encephalitis from its mimics[J]. Clinical Infectious Diseases, 2015, 60（9）：1377-1383.

2. RENARD D, NERRANT E, LECHICHE C. DWI and FLAIR imaging in herpes simplex encephalitis：a comparative and topographical analysis[J]. J Neurol, 2015, 262（9）：2101-2105.

病例 49　克 - 雅病

女性，60 岁，记忆力减退半年余。

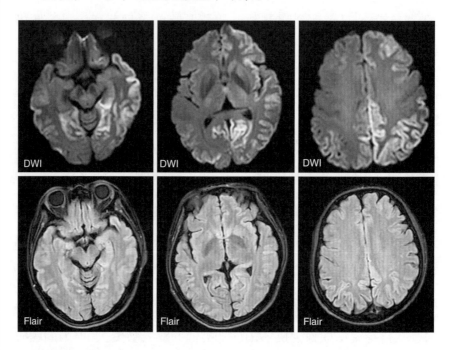

影像学表现：

MRI 示双侧大脑半球皮层弥漫异常信号，以左侧为著。DWI 明显高信号，Flair 稍高信号，以 DWI 显示最佳。

临床诊断： 克 - 雅病（Creutzfeldt-Jakob disease，CJD）。

疾病介绍和影像学特点： CJD 是一种由人类朊蛋白介导的，以迅速进展的痴呆为特点的神经退行性疾病。CJD 主要累及皮质、基底节和脊髓，症状根据发病位置呈现多样化，包括但不限于快速进行性痴呆、小脑共济失调和肌阵挛。患者除临床表现三联征（即失眠、痴呆、震颤）外，脑电图可检测到特异性三相波，CSF

中部分病例可检测到 14-3-3 蛋白，对诊断有支持价值。

临床上将 CJD 分为散发型、变异型、家族型和特发型，其中以散发型 CJD 最为常见，约占 85%。CJD 确诊需依据脑活检或尸检的神经病理学结果来确定，影像学及支持性的实验室检测结果可协助进行早期诊断。

MRI 是 CJD 无创诊断中的最重要工具，它可以用于识别缺血、脑炎和肿瘤等重要的鉴别诊断。MRI 上可观察到弥漫性大脑皮质肿胀，部分病例可见脑回样稍长 T_1WI，稍长 T_2WI 信号，DWI 序列可以敏感显示早期影像学变化且持续时间较长，部分病例呈现动态演变过程：早期特征是皮层或双侧尾状核高信号；中期特征是病变渐渐趋向对称，进展累及壳核；晚期特征是脑沟、脑裂增宽、全脑萎缩、双侧侧脑室对称扩大。短期内复查可见脑萎缩表现进展迅速，并可出现脑白质弥漫性脱髓鞘改变。

2009 年 WHO 建议将 DWI 上的弥散受限和 Flair 图像上的高信号纳入 CJD 的诊断标准中。此外，不同亚型 CJD 也有各自相对特征性的影像学表现。散发型 CJD 的典型表现为纹状体和大脑皮质 Flair 和 DWI 高信号，增强扫描一般无强化，小部分病例可累及丘脑。变异型 CJD 被认为与牛海绵状脑病相关，除 T_2WI、Flair 和 DWI 上的经典改变外，还可观察到特征性的双侧对称性、丘脑枕高信号，被称为"枕征"。近年研究还发现 PET/CT 在早期诊断 CJD 的敏感性可能优于 DWI，可观察到皮层灰质及深部灰质核团代谢降低，但价格不菲的缺点也限制了其临床广泛应用。

治疗上，CJD 没有有效治疗方法，患者常 1 年内死亡。

关键点： 皮层 DWI 高信号。

参考文献

1. FRAGOSO D C，GONÇALVES FILHO A L，PACHECO F T，et al. Imaging of Creutzfeldt-Jakob disease：imaging patterns and their differential diagnosis[J]. Radiographics，2017，37（1）：234-257.

2. UKISU R，KUSHIHASHI T，TANAKA E，et al. Diffusion-weighted MR imaging of early-stage Creutzfeldt-Jakob disease：typical and atypical manifestations[J]. Radiographics，2006，26（Suppl）：S191-204.

笔记

第三章
自身免疫及炎性病变篇

　　中枢神经系统炎症大体可以分为感染性和非感染性，后者即通称的免疫相关炎症。自身免疫相关脑炎或脊髓炎，是一类各种原因激活机体免疫后产生免疫细胞或抗体，但错误攻击自身脑和脊髓成分导致的炎性病变。病理上可以是攻击血管壁导致的血管炎，攻击髓鞘导致的炎性脱髓鞘病变，或攻击神经元导致的自身免疫性脑炎。近年来对靶向攻击星形胶质细胞的一些疾病也有了新的认识（如 GFAP 抗体相关自身免疫性脑膜炎／脊膜炎）。

病例 50 多发性硬化（1）

男性，21 岁，因头晕伴行走不稳入院。头晕时有视物旋转，出现恶心、呕吐。

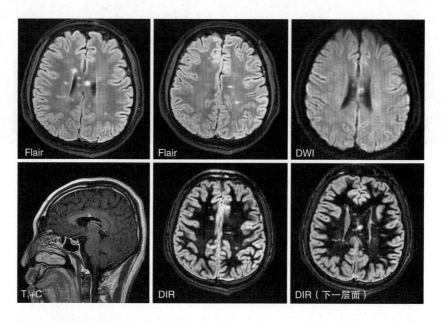

影像学表现：

1. Flair：双侧脑室旁、胼胝体体部、半卵圆中心多发小圆形、卵圆形高信号影，部分侧脑室旁病灶垂直于侧脑室，DWI 部分呈高信号，增强扫描后可见胼胝体体部一病灶明显强化。

2. DIR：双侧脑室旁、胼胝体体部、半卵圆中心多发高亮信号，显示细小病灶较 Flair 更加清晰。

临床诊断：多发性硬化（multiple sclerosis，MS）。

疾病介绍和影像学特点：多发性硬化是中枢神经系统炎性脱髓鞘病变中的一种，缓慢进展，目前尚无法治愈，也因此越来越多的学者倾向认为 MS 是变性病。此病好发于中青年女性，病因不明。影像学特征为脑、脊髓、视神经多发病灶，即病灶表现空间播散（dissemination in space，DIS）和断续出现的时间播散（dissemination in time，DIT）特征。最新诊断标准（2017 年，McDonald 诊断标准）及后续专家共识（2021 年）均强调空间播散病灶需在特殊部位（如脑室旁、近皮层、幕下、脊髓），时间播散要求一次 MRI 检查中同时有强化和不强化病灶。

多发性硬化的发病原因不明，可能与病毒感染、自身免疫反应、遗传、环境等因素相关。目前认为多发性硬化是一种由免疫介导的累及中枢神经系统的自身免疫性疾病，以白质炎性脱髓鞘、轴索变性和胶质瘢痕形成为主要病理特点。本病多发生在 20 ～ 40 岁人群，女性多于男性，是年轻人致残的主要原因。大多数患者表现为反复发作的神经功能障碍，多次缓解后又复发。

不同地区的多发性硬化发病率不同，我国属于低发病区。多发性硬化的发病率与地区的维度有密切的关系，离赤道越远，发病率越高。不同人群对多发性硬化的发病率也有一定影响，北美、欧洲的高加索人发病率显著高于非洲和亚洲人。

中枢神经系统白质内多发性脱髓鞘斑块为多发性硬化的特征性病理改变。多发生于侧脑室周围、视神经、脊髓、小脑和脑干白质。急性期大体标本可见软脑膜轻度充血、脑水肿和脊髓节段性肿胀。镜下可见充血、水肿或少量环状出血，血管周围可见大量炎症细胞呈袖套状浸润，以淋巴细胞为主。病灶内大多数的髓鞘被破坏、轴索和神经元不同程度损伤。慢性期大体标本可见软脑膜增厚，脑和脊髓萎缩，脑沟增宽，脑室扩大。在严重的病灶

笔记

中可见轴索不同程度的损伤。随着病情的好转，软脑膜充血、水肿消退，髓鞘再生，大量星形胶质细胞增生，病灶颜色变浅，构成晚期硬化斑或瘢痕。

多发性硬化的临床表现常以视力障碍为首发症状，多为急性单眼视力下降，一侧受累后 2 ～ 3 周出现另一侧受累，可伴眼球疼痛。部分患者首先出现一个或多个肢体无力，一般下肢比上肢明显，不对称瘫痪最常见，患者可出现感觉异常，包括浅感觉障碍、疼痛感和深感觉障碍。Lhermitte 征是多发性硬化特征性症状之一。患者可有不同程度的运动性共济失调，以四肢为主，伴轻度的意向性震颤。自主神经功能障碍一般伴随着肢体感觉和运动功能异常出现。约半数患者可出现精神症状和认知功能障碍。5% ～ 17% 的患者有发作性症状，指持续时间短暂、可被特殊因素诱发的感觉或运动异常，每次持续数秒至数分钟不等，常见的发作性症状为构音障碍、共济失调、单肢痛性发作及感觉迟钝、面肌痉挛、闪光、阵发性瘙痒和强直性发作等。多发性硬化还可以伴有其他的自身免疫性疾病。根据多发性硬化的临床特点，1996 年美国多发性硬化协会将其分为 4 个类型。

复发 – 缓解型（relapsing- remitting，RR）：最常见，多次复发，可有完全缓解或改善后留有轻微的后遗症，两次复发间期病情稳定，约 50% 的患者转变为继发进展型。

原发进展型（primary- progressive，PP）：从发病开始病情就缓慢进展加重，无缓解，呈连续渐进式恶化，无急性发作，对治疗的反应较差。

继发进展型（secondary-progressive，SP）：复发 – 缓解型患

者出现渐进性症状恶化，伴或不伴有急性发作。

进展复发型（progressive-relapsing，PR）：少见，发病后病情逐渐进展，并两次发作间期有复发。

1. 辅助检查

（1）脑脊液检查：脑脊液检查可为原发进展型多发性硬化的临床诊断和鉴别诊断提供重要依据。

1）单个核细胞数：轻度增高或正常，一般小于 $15 \times 10^6/L$。约 1/3 急性起病患者或恶化病例可有轻到中度单个核细胞数增加，通常不超过 $50 \times 10^6/L$，如超过此值，则不考虑多发性硬化。

2）IgG 鞘内合成检测：多发性硬化患者脑脊液中免疫球蛋白增加，主要是 IgG 升高。鞘内 IgG 合成的检测是临床诊断多发性硬化的一项重要指标。

3）IgG 指数：计算方法为脑脊液 IgG（mg/L）/ 血清 IgG（g/L），为一无量纲的常数。该指标为 IgG 鞘内合成的定量检测指标。高于 0.7 则提示 IgG 鞘内合成增加。

4）寡克隆 IgG 带（oligoclonalbands，OB）：是 IgG 鞘内合成的重要定性指标。脑脊液中出现寡克隆 IgG 带而血清中缺如，提示寡克隆 IgG 带在鞘内合成，支持多发性硬化的诊断。

（2）电生理检查：电生理检查可用于早期诊断及观察多发性硬化的病情变化。包括视觉诱发电位、脑干听觉诱发电位、体感诱发电位。

（3）影像学检查

1）CT：多发性硬化患者只有出现较大病灶时才能见到低密度区。对视神经、脑干和脊髓的病灶敏感性不高。

2）MRI：是检测多发性硬化最有效的辅助手段，阳性率可达
62% ～ 94%。特征性 MRI 为白质内多发长 T_1WI、长 T_2WI 异常
信号，脑内病灶直径常 < 1.0 cm，一般为 0.3 ～ 1.0 cm，散在分
布于脑室周围、胼胝体、脑干与小脑，少数在灰质和白质交界处。
脑室旁病灶呈椭圆形或线条形，垂直于脑室长轴，与病理上病灶
沿脑室周围的小静脉放射状分布相符合。这种病灶垂直于脑室壁
的特点，称为"手指征"或"直角脱髓鞘征"，是多发性硬化特征
性的表现之一。

2. 诊断标准

Poser 多发性硬化诊断标准（1983 年）

诊断分类	诊断标准
临床确诊多发性硬化（clinicaldefinite MS，CDMS）	2 次发作，2 个不同部位病灶临床证据 2 次发作，1 个病灶的临床证据和另一个病灶的亚临床证据
实验室检查支持确诊多发性硬化（laboratory-supported definite MS，LSDMS）	2 次发作，1 个临床或亚临床证据，CSF-IgGOB 1 次发作，2 个不同部位病灶临床证据，CSF-IgGOB 1 次发作，1 个病灶的临床证据和另一个病灶的亚临床证据，CSF-IgGOB
临床很可能为多发性硬化（clinicalprobable MS，CPMS）	2 次发作，1 个病灶临床证据 1 次发作，2 个不同部位病变的临床证据 1 次发作，1 个病灶的临床证据和另一个病灶的亚临床证据
实验室检查支持很可能为多发性硬化（laboratory-supportedprobable MS，LSPMS）	病程中 2 次发作，CSF-IgGOB，2 次发作须累及不同 CNS 部位，间隔至少 1 个月，每次发作须持续 24 小时

2017 年 McDonald 标准

空间播散	时间播散
以下典型 MS 病灶部位中，至少 2 个部位存在 1 个或更多病灶： 脑室旁 近皮层 幕下 脊髓	1. 任何一次 MRI 检查中，同时存在无症状强化病灶和非强化病灶 2. 或者随访中任何时间点 MRI 检查，出现 1 个新的 T_2WI 病灶和（或）强化灶 3. 或者等待下一次临床发作

关键点：特殊部位、不同时期的多发病灶。

参考文献

1. THOMPSON A，BANWELL B，BARKHOF F，et al. Diagnosis of multiple sclerosis：2017 revisions of the mcdonald criteria[J]. The Lancet Neurology，2018，17（2）：162-173.

2. WATTJES M P，CICCARELLI O，REICH D S，et al. 2021 MAGNIMS-CMSC-NAIMS consensus recommendations on the use of MRI in patients with multiple sclerosis[J]. Lancet Neurol，2021，20（8）：653-670.

病例 51　多发性硬化（2）

男性，30 岁，开车被追尾，验伤检查 CT 时发现颅内病灶。

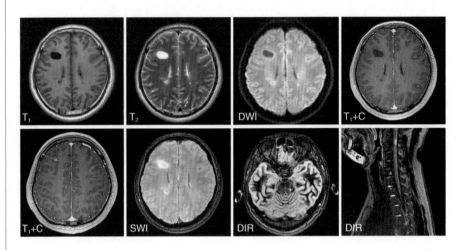

影像学表现：

1. MRI：右侧额叶、双侧脑室旁多发卵圆形 T_1WI 低信号、T_2WI 高信号，部分病灶垂直于侧脑室壁，右侧额叶病灶 DWI 低信号，双侧脑室旁病灶 DWI 边缘高信号，增强扫描后可见右侧额叶结节状强化灶，左侧额叶皮层下线样强化灶。

2. SWI：右侧额叶病灶内线样血管影（中央静脉征），DIR 序列显示脑桥左侧病灶（幕下病灶）。

3. 颈椎 DIR：C_2 水平脊髓内短节段高信号病灶。

临床诊断：多发性硬化（multiple sclerosis，MS）。

疾病介绍和影像学特点：MS 脑内病灶特征为多发、3 cm 以下，近脑室或近皮层（触及脑室壁或皮层），这些病灶可呈亚临床表现，即无症状。DIR 可以更清晰显示病灶（正如此例脑干病灶）。SWI 上中央静脉征，表现为中心小静脉部分或全部从中心穿过病灶，特异性提示 MS，且特异性较其他征象为佳。相比于 3.0 T MRI，7.0 T MRI 可以更好地观察中心静脉征。怀疑脑内为 MS 病灶，但诊断依据不足时，可补充脊髓 MRI，发现脊髓病灶则可进一步考虑为 MS 的诊断。

关键点：脊髓病灶。

参考文献

1. WATTJES M P, CICCARELLI O, REICH D S, et al. 2021 MAGNIMS-CMSC-NAIMS consensus recommendations on the use of MRI in patients with multiple sclerosis[J]. Lancet Neurol, 2021, 20（8）: 653-670.

2. CASTELLARO M, TAMANTI A, PISANI A I, et al. The use of the central vein sign in the diagnosis of multiple sclerosis: a systematic review and meta-analysis[J]. Diagnostics（Basel）, 2020, 10（12）: 1025.

病例 52　多发性硬化（3）

女性，42岁，确诊多发性硬化5年，走路摇摆，视物模糊。

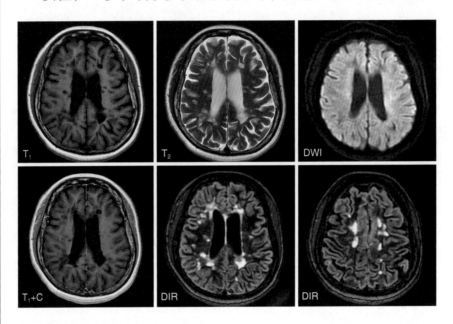

影像学表现：

1. MRI：双侧脑室旁多发小空洞状 T_1WI 低信号、T_2WI 高信号、DWI 等低信号，部分病灶紧贴侧脑室壁，增强扫描后未见异常强化；脑萎缩较明显。

2. DIR：双侧额顶叶皮层下及双侧脑室旁多发小高亮信号，部分融合。

临床诊断：多发性硬化（进展期）。

疾病介绍和影像学特点：MS概述如前。本例病史时间长，脑萎缩明显，脑室旁病灶典型，包括 T_1WI 黑洞（black hole），双侧脑室旁多发病灶触及脑室壁等。DIR显示病灶信号均匀高亮，较

T_2WI 病灶显示更明显。

关键点：黑洞，脑萎缩。

参考文献

1. WATTJES M P，LUTTERBEY G G，GIESEKE J，et al. Double inversion recovery brain imaging at 3T：diagnostic value in the detection of multiple sclerosis lesions[J]. AJNR Am J Neuroradiol，2007，28（1）：54-59.

2. ABDELRAHMAN A S，KHATER N H，BARAKAT M M K. Diagnostic utility of 3D DIR MRI in the estimation of MS lesions overall load with special emphasis on cortical subtypes[J]. Egyptian J Radiology and Nuclear Medicine，2022，53（1）：1-9.

病例 53　急性播散性脑脊髓炎

男性，71 岁，发热、咳嗽后当地诊所服用丹红，5 天后全身皮疹，后陆续出现左眼失明，右眼视力下降。眼底检查见双侧视乳头水肿、边界不清。CNS 炎性脱髓鞘抗体（−）。

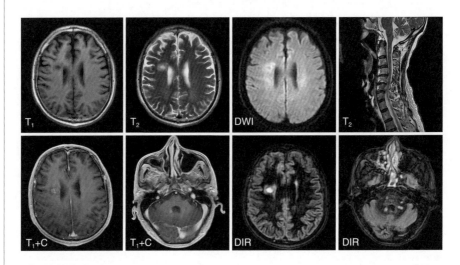

影像学表现：

1. MRI：右侧脑室旁见小片不均匀 T_1WI 低信号、T_2WI 高信号、DWI 边缘高信号影，增强扫描后可见右侧脑室旁病灶不均匀强化，第四脑室右侧壁小斑点状强化；上颈髓内短节段 T_2WI 高信号。

2. DIR：右侧脑室旁、脑桥及桥臂白质内多发高信号影，信号明显高亮。

临床诊断：急性播散性脑脊髓炎（acute disseminated encephalomyelitis，ADEM）。

疾病介绍和影像学特点：ADEM 也称感染后脑脊髓炎（postinfectious encephalomyelitis），是一种急性、快速进展的自身免疫性炎症，常有前驱病毒感染或预防接种史，药物使用也是诱因之一。ADEM 的发病机制尚未完全阐明，但目前普遍认为它与自身免疫反应有关。在某些个体中，病毒感染或疫苗接种后，激活的免疫系统错误地攻击了中枢神经系统内的髓鞘，导致炎症和脱髓鞘。

ADEM 多见于儿童和青少年，但也可见于成人。临床表现多种多样，但通常以急性或亚急性的中枢神经系统症状为主，如发热、头痛、恶心、呕吐。神经系统症状可能还包括意识障碍、癫痫发作、视力下降、运动障碍和感觉异常。在儿童中，ADEM 可能表现为行为改变或精神状态改变。

病灶可同时或先后累及视神经、脑和脊髓，病理特点符合炎性脱髓鞘病变（包括大量泡沫细胞及血管周围淋巴套）。脑脊液分析可能显示白细胞计数轻至中度升高，蛋白含量轻微升高，但通常无细菌或病毒感染的证据。

ADEM 的诊断主要基于临床表现、MRI 结果和脑脊液分析。MRI 是 ADEM 的首选检查方法，常见表现包括：①多发性病灶：ADEM 常表现为脑白质中的多发性、不对称的病灶。病灶大小不一，形态各异，边界清晰或模糊。②病灶分布：病灶可分布于大脑半球、小脑、脑干和脊髓。③信号特点：病灶在 T_2WI 和 Flair 序列中呈高信号，增强扫描后部分病灶可能表现出环状或不完全的边缘强化，提示血脑屏障被破坏。病灶强化与病灶时期及激素使用等有关。④脊髓病灶：虽然不如脑部病灶常见，但 ADEM 可

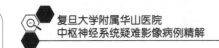

以引起脊髓病变，病灶可累及一个或多个脊髓节段，部分可为长段脊髓炎样病灶。

与 MS 不同，ADEM 病灶多为同期，幕上深部白质多见，而 MS 病灶更多近脑室、近皮层，幕下及新旧病灶（强化和不强化）同时存在。ADEM 的病灶也往往更大，或者边缘更加模糊，并且常常累及基底节区和丘脑。

目前主要的治疗方式包括高剂量皮质类固醇以减少脑部炎症。在某些情况下，可能需要免疫球蛋白或血浆置换治疗。该病多数预后良好，尤其是在儿童中。早期识别和治疗 ADEM 对于改善预后至关重要，大多数患者在及时治疗后会有显著临床改善，但也一些患者可能会残留神经功能障碍，甚至死亡。也有少数患者可能会经历复发或转变为 MS。因此，对于 ADEM 患者的长期随访是必要的，以监测潜在的复发或其他长期并发症。

关键点：病灶多发但同期。

参考文献

1. PAOLILO R B，DEIVA K，NEUTEBOOM R，et al. Acute disseminated encephalomyelitis：current perspectives[J]. Children（Basel），2020，7（11）：210.

2. ALMAGHRABI N，SAAB A. Adult onset acute disseminated encephalomyelitis：a case report[J]. Radiol Case Rep，2021，16（9）：2469-2473.

笔记

病例 54　炎性脱髓鞘病变

女性，55岁，接种第3针新型冠状病毒疫苗后出现左侧嘴角皮肤感觉异常。

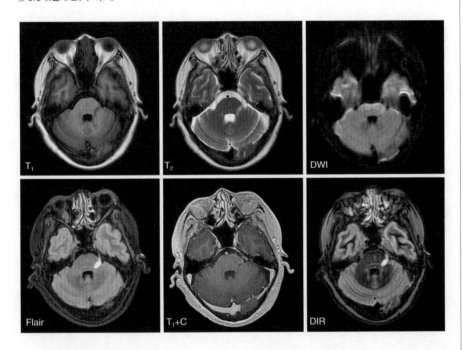

影像学表现：

1. MRI：左侧桥臂、三叉神经起始部条片样 T_1WI 低信号、T_2WI 高信号影，DWI 稍高信号，Flair 明显高信号，增强扫描后边缘强化。

2. DIR：明显、均匀高信号。

临床诊断：炎性脱髓鞘病灶（inflammatory demyelinating lesion）。

疾病介绍和影像学特点：炎性脱髓鞘病变更多是一种病理或

影像的描述，不是一个具体的疾病。通常默认指一组由免疫介导的非感染性炎性疾病，病理上可见髓鞘脱失（大量泡沫细胞）及轴索保留，伴有血管周围淋巴套（炎症细胞）。病灶以位于白质内为主，桥臂是好发部位之一。本例有前驱病史（新型冠状病毒疫苗接种），MRI 增强扫描后可见边缘强化，符合炎性脱髓鞘病变（活动期），激素冲击治疗后病灶多数短期退缩。

关键点：特殊病灶部位和走行方向（桥臂白质）。

参考文献

1. RINALDI V, BELLUCCI G, BUSCARINU M C, et al. CNS inflammatory demyelinating events after COVID-19 vaccines：a case series and systematic review[J]. Front Neurol，2022，13：1018785.

2. KHAYAT-KHOEI M, BHATTACHARYYA S, KATZ J, et al. COVID-19 mRNA vaccination leading to CNS inflammation：a case series[J]. J Neurol，2022，269（3）：1093-1106.

病例 55　炎性脱髓鞘假瘤（1）

女性，55 岁，养生后出汗，骑电动车吹风，第 2 天早晨照镜子发现舌偏。

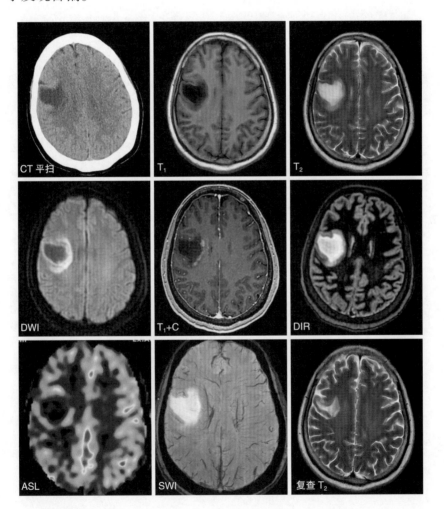

影像学表现：

1. CT：右侧额叶片状低密度灶，边界欠清楚。

2. MRI：T_1WI 右侧额叶团块状低信号、T_2WI 高信号影、

DWI 边缘高信号，增强扫描后边缘强化（开环状）。

3. DIR：呈明显均匀高信号，ASL 显示病灶边缘略高灌注，内部低灌注。SWI 未见异常低信号出血，可见病灶内部血管影（类似中央静脉征）。

4. 激素冲击治疗 2.5 个月后，T_2WI 病灶明显缩小。

临床诊断：炎性脱髓鞘假瘤（demyelinating pseudotumor）。

疾病介绍和影像学特点：炎性脱髓鞘假瘤是脑内炎性脱髓鞘病变影像表现的一种类型，确切病因不明，可有前驱诱因（如感染、预防接种等）。"假瘤"名称更强调病灶较大，文献定义病灶要大于或等于 2 cm，易被误诊为肿瘤，尤其胶质瘤。MRI 特征包括病灶位于白质内，信号多数均匀，边缘强化（开环强化更具特征性）、ASL 内部低灌注、边缘略高灌注，DIR 序列病灶信号均匀、高亮等。

关键点：DIR 均匀高信号。

参考文献

1. NING X，ZHAO C，WANG C，et al. Intracranial demyelinating pseudotumor：a case report and review of the literature[J]. Turk Neurosurg，2017，27（1）：146-150.

2. SUH C H，KIM H S，JUNG S C，et al. MRI findings in tumefactive demyelinating lesions：a systematic review and meta-analysis[J]. AJNR Am J Neuroradiol，2018，39（9）：1643-1649.

笔记

病例 56　炎性脱髓鞘假瘤（2）

女性，58 岁，近期视物不清（打麻将发现牌暗）。

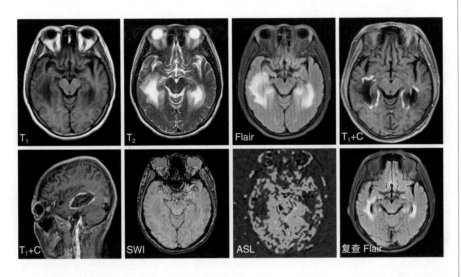

影像学表现：

1. MRI：双侧颞叶白质内片状异常信号，T_1WI 低信号、T_2WI 高信号、Flair 高信号，增强扫描后边缘开环强化。

2. SWI：未见出血信号，ASL 呈低灌注。

3. 激素冲击治疗后 1.5 个月复查，显示病灶明显缩小。

临床诊断： 炎性脱髓鞘假瘤（demyelinating pseudotumor）。

疾病介绍和影像学特点： 炎性脱髓鞘假瘤或假瘤样脱髓鞘病灶，是炎性脱髓鞘病变影像表现中的一种，其定义为大病灶（病灶 > 2 cm），单发或多发。该病更强调的是一种影像描述，结合临床可以诊断为急性播散性脑脊髓炎（ADEM）或 MOG 抗体相关性疾病（MOGAD）等。病灶位于白质内，在 T_2WI 上部分可见整体病灶高信号内部的更高信号——"煎蛋征（Fried egg sign）"。SWI 多数无出血，增强扫描后呈边缘强化，不完整开环强化为特征之一。ASL 病灶大部分呈低灌注，边缘可以有厚薄不等略高灌注，推测与病理上炎症活跃区相当。

关键点：边缘强化。

参考文献

1. GIVEN C A 2ND，STEVENS B S，LEE C. The MRI appearance of tumefactive demyelinating lesions[J]. AJR Am J Roentgenol，2004，182（1）：195-199.

2. BELFKIH R，KHAYAT O G，H'DAIDANE H，et al. Pseudotumoral demyelinating lesions：a presentation of acute disseminated encephalomyelitis[J]. Case Rep Neurol，2021，13（2）：289-296.

病例 57　视神经脊髓炎（1）

女性，44 岁，视物模糊、偏身麻木半年余，无明显肢体活动障碍，无头痛、恶心、呕吐等症状。

腰椎穿刺：血液及 CSF 抗 AQP4 抗体阳性。

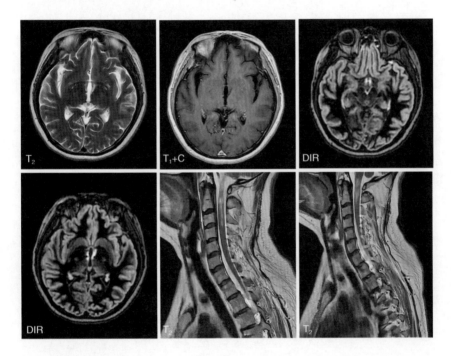

影像学表现：

1. 头颅 MRI：T_2WI 双侧下丘脑区少许近对称性高信号，增强扫描后病灶未见强化。

2. DIR：显示视交叉、下丘脑明显高信号，较 T_2WI 清楚。

3. 脊髓：$C_{1\sim4}$ 椎体水平脊髓内条片样 T_2WI 高信号。

临床诊断：视神经脊髓炎（neuromyelitis optica，NMO）。

疾病介绍和影像学特点：NMO 以前又叫 Devic's 病，是一种免疫介导的中枢神经系统炎性脱髓鞘疾病，以视神经和脊髓受累为主。本病发病机制明确，是以水通道蛋白4（aquaporin-4，AQP4）（主要表达于星形细胞伪足上）为抗原的自身免疫性疾病。患者血清和脑脊液中特异性AQP4抗体与高表达AQP4的脑室旁星形胶质细胞相结合，造成星形胶质细胞坏死、炎症介质释放和炎性反应浸润，最终可导致髓鞘脱失及轴索破坏。

病变常同时或先后累及视神经、脊髓。常见的六大主要临床表现包括视神经炎、脊髓炎、极后区综合征、急性脑干综合征、急性间脑综合征和大脑综合征。NMO的视神经炎起病急骤，病情进展快速，患者视力多显著下降，甚至失明，多伴眼痛及严重视野缺损。脊髓炎起病亦急骤，急性期常见严重截瘫或四肢瘫，尿便障碍，高颈髓病变严重者可累及呼吸肌导致呼吸衰竭，恢复期较易发生阵发性痛性或无痛性痉挛、长时期瘙痒、顽固性疼痛等。极后区综合征可导致顽固性呃逆及恶心、呕吐。急性脑干综合征表现为头晕、复视、共济失调等。急性间脑综合征表现为睡眠觉醒转换障碍、体温调节异常等。大脑综合征表现为意识水平下降、大脑皮层高级功能减退、头痛等非特异性症状。

视神经脊髓炎的显示主要靠MRI。视神经炎急性期的特征性表现为单侧或双侧视神经增粗、强化，可同时出现视神经鞘强化。慢性期表现为视神经萎缩，形成"双轨征"。病变节段一般大于1/2视神经全长。脊髓炎表现多见于上胸段及颈段纵向延伸超过3个椎体节段的异常信号影，急性期T_1WI高信号、T_2WI高信号，呈斑片状、线样强化。慢性期可见脊髓萎缩、空洞，表现为间断、不连续T_2WI高信号。

此外，脑室周围、脑干被盖、丘脑等结构也可出现 T_2WI 高信号，需与 MS 及肿瘤等进行鉴别。NMO 的脑内单发或多发病灶与 MS 不同，病灶多数出现在特殊部位（AQP4 表达丰富区），下丘脑为脑内易累及区域之一。病灶较大时易被误诊为胶质瘤，需要高度警惕并积累较丰富的脑肿瘤诊断经验来进行鉴别。

血清及脑脊液检验到 AQP4 蛋白抗体阳性是特异性诊断指标。但是 AQP4 抗体阴性不能排除视神经脊髓炎，需根据临床症状、影像学表现仔细鉴别。影像上视神经大于 1/2 长度的炎性肿胀，以及大于 3 个椎体节段的脊髓受累，加之脑内 AQP4 高表达区（脑室旁组织）的受累，有助于视神经脊髓炎的诊断。

关键点：下丘脑病灶。

参考文献

1. KIM H J, PAUL F, LANA-PEIXOTO M A, et al. MRI characteristics of neuromyelitisoptica spectrum disorder：an international update[J]. Neurology, 2015, 84（11）：1165-1173.

2. DUTRA B G, DA ROCHA A J, NUNES R H, et al. Neuromyelitis optica spectrum disorders：spectrum of MR imaging findings and their differential diagnosis[J]. Radiographics, 2018, 38（1）：169-193.

病例 58　视神经脊髓炎（2）

女性，73 岁，确诊 NMO 多年，本次就诊需坐轮椅，双眼视力下降。

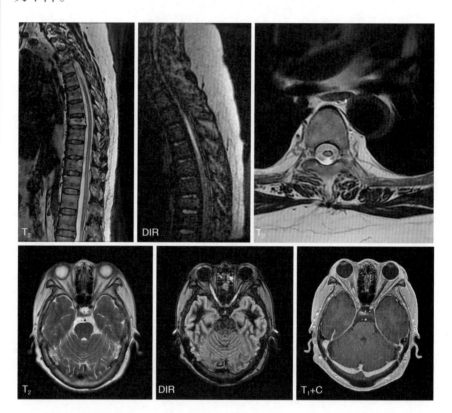

影像学表现：

1. 脊髓 MRI：胸段脊髓长节段病变，DIR 较 T_2WI 显示更清楚，信号均匀、高亮。

2. 头颅 MRI：双侧视神经异常信号，DIR 序列较 T_2WI 显示更可靠和明显，增强扫描右侧视神经可见短节段异常强化。

临床诊断：视神经脊髓炎（neuromyelitis optica，NMO）。

疾病介绍和影像学特点：NMO 反复发作很常见，每次症状可出现在脑、脊髓或视神经等不同部位，严重程度不一。本例这次发作累及视神经和脊髓，但常规 MRI 显示病变欠清晰，DIR 序列则显示双侧视神经和胸髓长节段病变，十分清楚，大大增加诊断可靠性，临床研究者也正在积累更多关于 DIR 应用的经验。

关键点：DIR 显示病灶清楚。

参考文献

1. ABDRABOU A，HASSANZADEH E，MURPHY A，et al. Double inversion recovery sequence[J/OL]. Radiopaedia，2024[2024-09-20]. https：//doi. org/10. 53347/rID-32070.

2. ALMUTAIRI A D，HASSAN H A，SUPPIAH S，et al. Lesion load assessment among multiple sclerosis patient using DIR，FLAIR， and T2WI sequences[J]. Egyptian J Radiology Nuclear Medicine，2020，51（1）：209.

病例 59　脊髓炎

男性，24 岁，双手麻木 1 周，伴背后有鹅蛋压着的感觉。

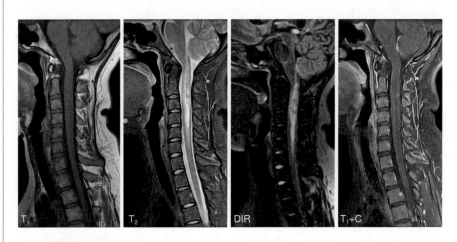

影像学表现：

MRI：颈髓增粗伴长节段信号异常，T_1WI 低信号，T_2WI 高信号，DIR 呈不均匀高信号，增强扫描后可见不均匀条片样强化。

临床诊断：脊髓炎（myelitis）。

疾病介绍和影像学特点：脊髓是人体神经系统的一部分，负责传递大脑发出的指令和感觉身体各个部位的信息。当脊髓发生炎症时，会影响神经信号的传递，导致肌肉无力、麻木、疼痛等症状。脊髓炎的症状因病因不同而异，但一般包括运动障碍（患者可能会出现肢体无力、肌肉萎缩、步态异常等症状）、感觉障碍（患者可能会出现感觉减退或消失、触觉异常等症状）、自主神经功能障碍（患者可能会出现尿失禁、便秘、性功能障碍等症状）及其他症状（如发热、头痛、恶心、呕吐等）。

脊髓炎是指脊髓的炎症，可以是感染性和免疫性，通常默认指自身免疫性脊髓炎。MRI 是脊髓病变最常用的影像学检查方法之一，可以显示脊髓和周围神经组织的病变情况。在脊髓炎的早期阶段，MRI 可能无法检测到明显的异常信号，但随着病情的发展，MRI 可以显示出脊髓、包括脊神经的水肿、炎症和损伤等改变。典型 MRI 表现包括累及脊髓灰质和白质的异常信号，如 T_2WI 图像上高信号灶、增强扫描后病灶各种形态强化等。

长节段常见于视神经脊髓炎谱系病（neuromyelitis optica spectrum disorder，NMOSD），短节段常见于多发性硬化（MS）。但无论是 NMOSD 还是 MS，都有明确的临床及实验室诊断指标，而一部分患者仅 MRI 上显示脊髓病灶病变，其没有特异性，此时主要需要与肿瘤进行鉴别诊断。此例脊髓增粗明显，初诊考虑胶质瘤，但呈现前后两条线样强化，对诊断脊髓炎症有相对特异性。此例 1 年后随访 MRI 病灶明显缩小，期间进行了激素冲击治疗。

脊髓炎的治疗需要根据病因进行针对性治疗。同时还需要进行康复训练和支持性治疗，帮助患者恢复肢体功能、提高生活质量。

关键点：纵向、前后两条线样强化。

参考文献

1. GAILLARD F，RASULI B，VJ H，et al. Myelitis[J/OL]. Radiopaedia，2024[2024-09-12]. https：//doi. org/10. 53347/rID-1707.

2. MARRODAN M，HERNANDEZ M A，KÖHLER A A，et al. Differential diagnosis in acute inflammatory myelitis[J]. Mult Scler Relat Disord，2020，46：102481.

病例 60　自身免疫性 GFAP 星形细胞病

男性，54 岁，高热、昏迷，血液和 CSF 检测未查到明显病原体。

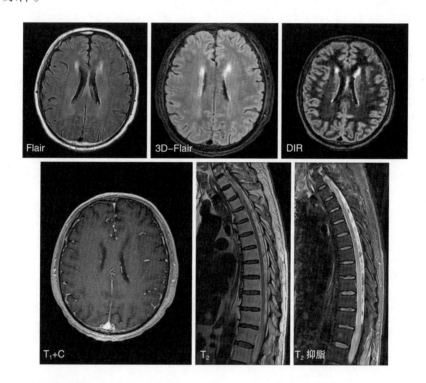

影像学表现：

1. 头颅 MRI：双侧脑室旁 Flair 模糊略高信号影，DIR 类似病灶，增强扫描后未见明显异常脑内或脑膜强化。

2. 脊髓：未见明显增粗，T_2WI 显示髓内模糊略高信号影，边界不清。

临床诊断：自身免疫性胶质纤维酸性蛋白星形细胞病（autoimmune glial fibrillary acidic protein astrocytopathy，GFAP-A）。

疾病介绍和影像学特点：GFAP 抗体相关自身免疫性脑炎的诊断依据之一为血清和脑脊液中查到 GFAP 抗体阳性。

自身免疫性 GFAP 抗体相关星形细胞病是一种罕见的中枢神经系统炎性疾病，机制推测为免疫系统激活后攻击自身的星形胶质细胞。该病通常发生在成年人中，女性比男性更容易患病。临床常表现为脑脊髓 / 膜炎，可有高热和昏迷。其他症状包括头痛、恶心、呕吐、视力模糊、共济失调和癫痫发作等。

最初报道此病的典型影像学特征为双侧脑室旁、垂体脑室壁走向的多发线样强化。其他常见影像学特点还包括 T_2WI 成像上多发、相对对称性的高信号灶，主要分布在大脑半球皮质下白质、基底节区和脑干等区域；这些高信号灶的大小和数量可以随时间变化而改变；在 T_1WI 成像上，这些高信号灶通常呈现为低信号或等信号。脑膜、脊膜及脊髓中央管区异常强化，也是此病的特征表现之一。

CT 扫描部分病例可见大脑半球皮质下白质多发性、对称性低密度灶；这些低密度灶的大小和数量可以随时间变化而改变；增强扫描这些低密度灶通常不会出现强化。

治疗方案包括使用类固醇药物来减轻炎症反应，以及使用免疫抑制剂来抑制免疫系统的异常反应。激素治疗多数病例有效，多为单向病程，约 1/5 的病例有复发。

本例临床及实验室检查符合此病诊断，脑内和脊髓内以病灶模糊为特征，强化不明显，可能和治疗干预后有关。

关键点：脑和脊髓内病变模糊。

参考文献

1. KUNCHOK A，ZEKERIDOU A，MCKEON A. Autoimmune glial fibrillary acidic protein astrocytopathy[J]. Curr Opin Neurol，2019，32（3）：452-458.

2. WANG H，CHIN J H，FANG B Y，et al. Autoimmune glial fibrillary acidic protein astrocytopathy manifesting as subacute meningoencephalitis with descending myelitis：a case report[J]. BMC Neurol，2020，20（1）：443.

病例 61　非干酪样肉芽肿（结节病）

女性，43 岁，颈痛 1 月余，下半身无知觉。

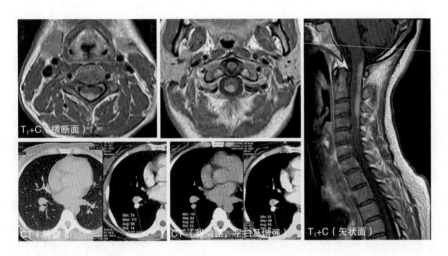

影像学表现：

1. 颈椎 MRI：矢状面见颈髓后方长节段、明显、均匀实性强化，横断面更清楚显示病灶位于脊髓后部、两侧，近似呈三叉戟形状。

2. 胸部 CT：右侧肺门类圆形结节影，边缘光滑，增强扫描后强化不明显。和肺癌的分叶结节、边缘毛刺、不均匀强化等不同，更像肿大淋巴结。

病理诊断：颈髓活检为非干酪样肉芽肿（non-caseating epithelioid cell granulomas）。

疾病介绍和影像学特点：结节病（sarcoidosis）是累及全身多个脏器的免疫性炎性增生疾病，病理上表现为累及多器官、多系统的非干酪样坏死性肉芽肿性病变，肺部 CT 典型表现包括肺门淋巴结肿大和肺内多发小结节。

该病通常在 20 ～ 40 岁的人群中发病，病因尚不清楚，感染、免疫系统紊乱和遗传等因素可能会增加患病风险。部分结节病可累及中枢神经系统，导致炎症、增生、相应组织被破坏等，从而损害正常神经冲动，导致功能障碍。颅内最常累及的部位为颅神经、下丘脑和垂体，根据受累部位不同而产生相应临床症状。累及脊髓时，典型表现是位于脊髓后部、长节段病变，呈明显和均匀强化。

本例患者脊髓病变起病，MRI 表现典型三叉戟征，病理符合结节病诊断，肺部表现进一步支持。

目前结节病尚无有效治疗措施，可使用皮质类固醇，通过减轻炎症反应来缩短病程和减轻症状。此外，结节病的症状会影响患者的日常生活，可采用物理疗法辅以支具等来控制症状，帮助患者适应生活和工作环境。

关键点：脊髓后部、长节段，均匀强化，横断面呈三叉戟征。

参考文献

1. SONI N，BATHLA G，PILLENAHALLIMAHESHWARAPPA R. Imaging findings in spinal sarcoidosis：a report of 18 cases and review of the current literature[J]. Neuroradiol J，2019，32（1）：17-28.

2. MARIANO R，FLANAGAN E P，WEINSHENKER B G，et al. Practical approach to the diagnosis of spinal cord lesions[J]. Practical Neurology，2018，18（3）：187-200.

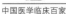
病例 62 边缘叶脑炎

男性，56 岁，抑郁半年余，加重伴反复癫痫半月余，血清 LGI1 抗体 1 ∶ 1000 阳性。

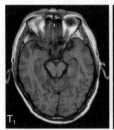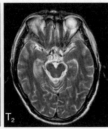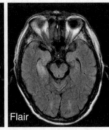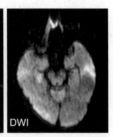

影像学表现：

MRI：右侧海马肿胀及信号异常，T_1WI 低信号，T_2WI 及 Flair 高信号，DWI 略高信号。

临床诊断： 边缘叶脑炎（limbic encephalitis），LGI1 抗体 +。

疾病介绍和影像学特点： 自身免疫性脑炎是自身抗体错误地直接攻击中枢神经系统导致的脑部炎症。病灶可见于脑部任何部位，包括海马在内的脑内边缘系统是最常见累及部位，故也称边缘叶脑炎。MRI 可见单侧或双侧病灶，有或无强化。自身抗体有很多种，不同抗体攻击导致的脑内病灶有相对特异性，LGI1 抗体脑炎最好发部位为海马区。

边缘叶脑炎于 1968 年由 Corsellis 首次提出，是指一种局限于颞叶内侧为主边缘系统的炎症性疾病。该疾病最初被描述为由小细胞肺癌、乳腺、卵巢、肾脏和睾丸等恶性肿瘤引起的副肿瘤性病变，但随着疾病相关抗神经元抗体的发现，已证实在诸多情

笔记

况下并非都与肿瘤有相关性，而被更广义地认为是一种自身免疫性疾病。边缘叶脑炎可见于各年龄段的人群，常呈急性或亚急性起病。

临床表现缺乏特异性，以精神症状为主，包括记忆力减退、心境行为改变、精神症状、不自主运动和癫痫发作等。脑电图示局灶性或全面性慢波和（或）癫痫样活动。脑脊液中淋巴细胞增多可为疑似边缘叶脑炎的患者提供支持证据，但正常的脑电图或脑脊液状况不能排除诊断。此外，60% 的神经精神症状出现在肿瘤之前，并且其病程及严重程度与肿瘤大小及生长速度无关，导致边缘叶脑炎的误诊率极高。

目前，MRI 被认为是边缘叶脑炎的首选诊断工具，可清晰显示边缘系统解剖结构及病变，通常表现为颞叶、海马、海马旁回、扣带回对称性弥漫受累，少数可单侧受累；严重时可累及岛叶、额叶眶回。MRI 上病灶 T_1WI 上以低信号为主，$T_2WI/Flair$ 呈高信号，DWI 呈稍高或等信号。T_1WI 增强扫描后不强化或轻度片状强化，部分病例中还可见脑膜的线样强化及血管增多影。疾病晚期可见边缘系统（以双侧海马为主）的萎缩。这些特征中颞叶内侧的 T_2WI-Flair 高信号具有较好的敏感性及准确性，对于发现及判断病变范围具有重要价值。此外，ASL 可观察到由边缘叶脑炎自身免疫所介导的血管炎性扩张的高灌注表现. 晚期缺血后神经元和星形胶质细胞的死亡可在 MRS 上见 Cho 峰的显著升高。PET/CT 可显示颞叶局部病灶的高代谢，对于 MRI 检查未发现异常病灶的患者有着进一步明确诊断的价值。部分边缘叶脑炎的病程后期 PET/CT 也可显示低代谢，需要结合临床表现、神经影像学、实验室检查及脑电图等综合分析。

关键点：单侧海马肿胀、均匀信号异常。

参考文献

1. WANG M，CAO X，LIU Q，et al. Clinical features of limbic encephalitis with LGI1 antibody[J]. Neuropsychiatr Dis Treat，2017，13：1589-1596.

2. GOLE S，ANAND A. Autoimmune encephalitis[M/OL]. Treasure Island（FL）：Stat Pearls，2023[2023-01-02]. http：//www. ncbi. nlm. nih. gov/books/NBK578203/.

病例 63　原发性中枢神经系统血管炎

女性，28 岁，孕 4$^+$ 个月，突发癫痫 1 次。

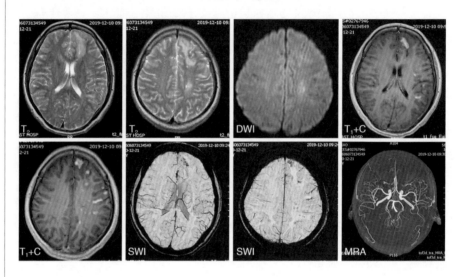

影像学表现：

1. MRI：左侧额顶叶多发 T_2WI 高信号影，DWI 等信号、略高混杂信号，增强扫描后见多发结节状或边缘强化。

2. SWI：每个病灶内均可见低信号（出血）。

3. MRA：前后循环大血管未见明显异常。

病理诊断： 原发性中枢神经系统血管炎（primary angiitis of the central nervous system，PACNS）。

疾病介绍和影像学特点： 血管炎泛指各级血管壁的炎症，可由感染或免疫等多种原因引起。PACNS 是指除外系统性血管炎累及中枢而原发于中枢神经系统内的血管壁炎症，其发病范围一般局限在脑和脊髓，通常以侵犯脑、脊髓 / 膜等中枢神经系统的中小血管为主，引起小血管壁炎症。

原发性中枢神经系统血管炎命名欠统一。有学者命名为中枢系统肉芽肿性血管炎，由于其通常只累及中枢神经系统，又称为孤立性中枢神经系统血管炎。1959 年 Cravioto 和 Feigin 首次将其作为一种独立疾病提出。Rula A Hajj-Ali 于 2011 年将其分为 5 种临床分型，分别为肉芽肿型中枢系统血管炎、坏死性原发性中枢神经系统血管炎、淋巴细胞性原发性中枢神经系统血管炎、肿块病变样原发性中枢神经系统血管炎、β 淀粉样蛋白相关性原发性中枢神经系统血管炎。

好发年龄为 40～60 岁，发病原因目前尚不明确，一般认为与免疫相关。多为慢性起病，也可见急性发病者。临床症状多种多样，以头痛、认知功能障碍、卒中、短暂性脑缺血发作、癫痫发作多见。

由于血管壁炎症本身难于显示，影像学更多显示的是血管炎后继发脑、脊髓实质内病变，如梗死、出血、炎症等。CT 扫描中约有 1/2 患者可见低密度病灶，多见于伴脑出血患者，CTA 可见血管串珠样改变。MRI 相较 CT 敏感性高，约 90% 以上的 PACNS 患者 MRI 表现异常（如多发病灶），随机分布，通常累及皮层或皮层下，多数病灶有出血；增强扫描后几乎均可见强化，强化类型小病灶可为点状、小结节状，大病灶常见病灶整体不规则混杂强化，此时需要与胶质母细胞瘤仔细鉴别。血管造影（DSA）多见患者大脑半球血管多发节段性狭窄、串珠样改变。由于血管痉挛、感染等也可见 DSA 上类似影像改变，故需结合临床及更多其他证据诊断或排除。

多数病灶由于血管壁破坏后出血导致含铁血黄素沉积，SWI较有诊断价值，可见多发低信号改变。最近的研究显示DWI信号改变与该疾病分期相关，表现为急性期以DWI高信号为主，慢性期以DWI低信号为主，但也有研究认为DWI表现为病灶中心呈低信号、周边高信号。由于病灶强化模式多种多样，因此，目前对于PACNS的最终诊断多需要结合临床表现、影像和病理等。

病理检查是PACNS确诊的金标准，一般选择非优势半球的强化病灶进行活检，阳性可诊断，阴性结果无法排除，因此PACNS确诊困难。常需多学科讨论后综合考虑。

尽管如此，PACNS的MRI检查也有相对特征表现，如上述的多发病灶，随机分布；多数病灶有出血；增强扫描后几乎所有病灶均可见强化，强化类型小病灶可为点状、小结节状，大病灶常见病灶整体不规则混杂强化等。

本例临床病史（孕期免疫状态改变）也有诊断价值。

关键点：多发病灶、大部分病灶强化明显，伴出血。

参考文献

1. ZUCCOLI G, PIPITONE N, HALDIPUR A, et al. Imaging findings in primary central nervous system vasculitis[J]. Clin Exp Rheumatol, 2011, 29（1 Suppl 64）：S104-S109.

2. SÁNCHEZ-ROMÁN E, MONTERNACH-AGUILAR F, REYES-VACA J G, et al. Challenging presentation of primary vasculitis of the central nervous system[J]. Cereb Circ Cogn Behav, 2021, 2：100027.

病例 64　神经精神狼疮

女性，61岁，头痛4月余，视物不清伴睡眠增多1月余。SLE病史30余年，高血压病史。

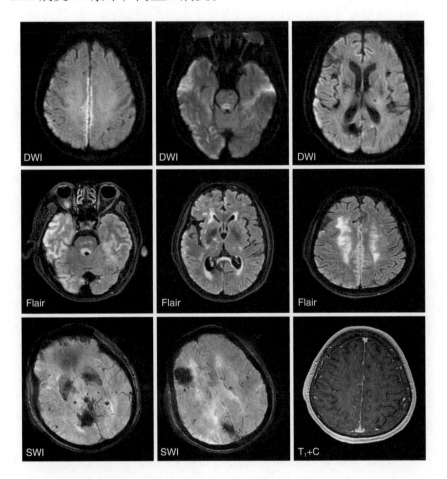

影像学表现：

1. MRI：右侧额颞顶叶凸面、大脑半球内侧面、中脑导水管周围 DWI 线状高信号影，Flair 相应部位高信号，范围较 DWI 大，增强后少许相应部位脑沟内高信号影（强化）。

2. SWI：多发脑叶出血；多发微出血，累及丘脑及皮层下（中央和周围均可见）。

病理诊断：神经精神狼疮（neuropsychiatric SLE，NPSLE）。

疾病介绍和影像学特点：系统性红斑狼疮（systemic lupus erythematosus，SLE）患者经常表现出中枢神经系统（CNS）受累的症状，统称为神经精神狼疮。

研究显示，1/3 ～ 1/2 的 SLE 患者有神经或神经精神症状，神经精神事件可能发生在 SLE 诊断之前、同时或之后，大多数 CNS 事件伴有其他系统疾病活动。CNS 累及后表现多种多样，合并脑血管病比较多见（5% ～ 10%），脑血管炎较少见。合并血管炎的 NPSLE 症状包括头痛、感觉障碍、构音障碍、意识障碍等。

NPSLE 的诊断没有特异性标志物，主要结合病史、实验室检查和影像检查，并广泛排除其他疾病。本例血清和脑脊液脱髓鞘抗体及自身免疫性脑炎抗体均阴性，脑脊液二代测序未发现病原体，无癫痫发作过程。影像表现以累及软脑膜和皮层为主，病变不符合血管支配的分布，有部分强化，MRA 大血管未见明显异常，综合提示血管炎最为可能。患者尚有多发陈旧小血管病变，如广泛白质高信号及多发脑叶出血和微出血，考虑除狼疮外，还有高血压所导致病变共存的可能性。

到目前为止，还没有发现统一的模型来解释 NPSLE 的发病机制，推测为多种因素共同作用。NPSLE 患者的治疗方式大多为经验性治疗，有文献报道大剂量糖皮质激素和环磷酰胺在用于治疗非血栓性 NPSLE 有一定价值。

在预后方面，有报道合并脑血管病的 NPSLE 病死率可达

15%，但 Nishigaichi 等对 1994—2020 年的 15 例脑血管炎病例的回顾性研究显示，血管炎预后状况更为严重，约 40%（6/15）的患者在治疗后其症状出现恶化或没有变化。

关键点：血管病 + 血管炎影像表现。

参考文献

1. JEFFREY M G，JINOOS Y. Neurologic and neuropsychiatric manifestations of systemic lupus erythematosus[J/OL]. Up To Date，2024[2024-03-07]. http：//www. uptodate. com/contents/neuroloqic-and-neuropsychiatric-manifestations-of-systemic-lupus-erythematosus.

2. TANAKA S，KAWAGUCHI T，KUDO R，et al. Neuropsychiatric systemic lupus erythematosus with cerebral vasculitis and lupus nephritis successfully treated with high-dose glucocorticoids and mycophenolate mofetil[J]. Intern Med，2022，61（20）：3131-3135.

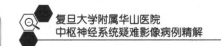

病例 65　脑淀粉样血管病相关炎症（1）

男性，79岁，2个月前尿失禁，近日家属发现患者记忆力下降、反应迟钝，行走不稳。

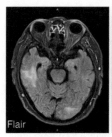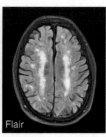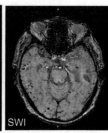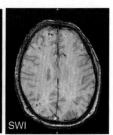

影像学表现：

1. MRI：右侧颞叶及左侧枕叶斑片状 Flair 高信号，延伸至皮层下。另两侧半卵圆区、脑室旁可见近对称、非特异性白质高信号。

2. SWI：脑内多发微出血灶（以周围分布为主）。

临床诊断：脑淀粉样血管病相关炎症（cerebral amyloid angiopathy-related inflammation，CAARI）。

疾病介绍和影像学特点：不溶性淀粉样蛋白β（amyloid β，Aβ）沉积是阿尔茨海默病（Alzheimer disease，AD）和脑淀粉样血管病（cerebral amyloid angiopathy，CAA）的共同致病基础。目前研究认为，当Aβ蛋白沉积于脑实质内时，引起AD；当Aβ蛋白沉积在皮层和软脑膜小血管壁内时，则引起CAA。二者都是年龄相关神经退行性疾病。

CAA最常见脑内病变包括多发周围型微出血、皮层表面铁沉积、脑叶出血和白质高信号病变。最典型临床表现被称为"淀粉样发作（Amyloid Spell）"，患者常于急诊误诊为癫痫和 TIA。

当 CAA 基础上发生了针对不溶性 β 淀粉样蛋白的免疫炎症时，称为 CAA 相关炎症（CAA-RI）。CAA-RI 包括两种亚型：炎症性脑淀粉样血管病和 Aβ 相关血管炎（A beta-related angiitis, ABRA）。无论 CAA 还是 CAARI，近年来已越来越受被认识和 MRI 检测到。MRI 可以为 CAA 及 CAARI 的诊断提供十分关键的无创诊断信息，从而指导正确治疗决策。

CAA-RI 的两种亚型，在 MRI 影像表现上难以区分，血管炎确诊需要病理诊断。两者在治疗方案上无明显差异。

关键点：Flair 白质斑片状高信号延伸至皮层下，伴有相应部位 SWI 微出血。

参考文献

1. WU J J, YAO M, NI J. Cerebral amyloid angiopathy-related inflammation: current status and future implications[J]. Chin Med J（Engl）, 2021, 134（6）: 646-654.

2. SINGH B, LAVEZO J, GAVITO-HIGUEROA J, et al. Updated outlook of cerebral amyloid angiopathy and inflammatory subtypes: pathophysiology, clinical manifestations, diagnosis and management[J]. J Alzheimers Dis Rep, 2022, 6（1）: 627-639.

病例 66　脑淀粉样血管病相关炎症（2）

男性，68 岁，前列腺癌骨转移病史。20 天前突发意识障碍，伴尿失禁，后家属发现患者记忆力下降、反应迟钝，行走不稳。行 MRI 检查拟诊软脑膜转移瘤。CSF 肿瘤脱落细胞（－），DSA 未见 DAVF 表现。

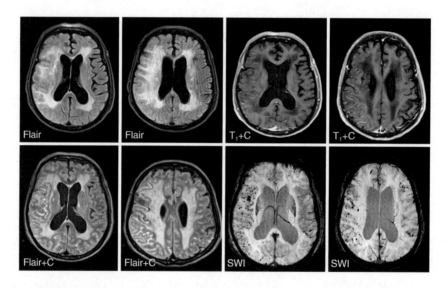

影像学表现：

1. MRI：右侧额颞顶叶白质大片状 Flair 高信号，延伸至皮层下。增强后右侧大脑半球脑沟内多发线状强化，增强后 Flair 显示病灶更明显，两侧大脑半球脑沟内均见高信号强化影。

2. SWI：脑内多发微出血灶（右侧为著，以周围分布为主）。

临床诊断：脑淀粉样血管病相关炎症（cerebral amyloid angiopathy-related inflammation，CAARI）。

疾病介绍和影像学特点：随着对 CAA 相关炎症（CAA-RI）

病例积累的增多，更多影像表现逐渐被识别。本例增强后可疑软膜强化，加之肿瘤及转移病史，导致首先怀疑肿瘤颅内转移性病变。SWI 显示特征性微出血，及时对鉴别诊断提供了特殊价值，从而指导后续正确治疗决策。

关键点：CAARI 可强化，相应部位 SWI 微出血。

参考文献

1. GASSO D，CASTORANI G，BORREGGINE C，et al. Cerebral amyloid angiopathy related inflammation：a little known but not to be underestimated disease[J]. Radiol Case Rep，2021，16（9）：2514-2521.

病例 67　Aβ 相关血管炎

男性，58 岁，头晕。行 MRI 检查拟诊胶质瘤予手术。

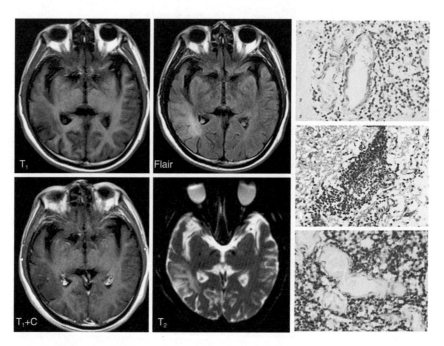

影像学表现：

1. MRI：右侧颞叶白质片状 Flair 高信号，边缘模糊，延伸至皮层下。增强后未见明显强化。

2. 病理：血管壁炎症，Aβ 蛋白染色（＋）。

临床诊断： 脑 Aβ 相关血管炎（A beta-related angiitis，ABRA）。

疾病介绍和影像学特点： Aβ 相关血管炎是一种以肉芽肿性、血管破坏性炎症为主的疾病，主要累及软脑膜和皮质小血管，病理可见脑膜上淋巴细胞增多和血管壁内大量淀粉样 β 蛋白沉积。后者定义了这种疾病和其他原发 CNS 血管炎的不同。

血管炎诊断困难，包括病理或 DSA 显示血管壁炎症阳性率都不高。ABRA 的病理生理学尚未完全了解，影像表现和 CAARI 也基本相似，治疗方案上 CAARI 和 ABRA 无明显差别。

关键点：缺少 SWI 检查可能导致误诊。

参考文献

1. CHU S，XU F，SU Y，et al. Cerebral Amyloid Angiopathy（CAA）-related inflammation：comparison of inflammatory CAA and amyloid-β-related angiitis[J]. Journal of Alzheimers Disease，2016，51（2）：525-532.

2. NOUH A，BORYS E，GIERUT A K，et al. Amyloid-Beta related angiitis of the central nervous system：case report and topic review[J]. Front Neurol，2014，5：13.

第四章
遗传、代谢及中毒性病变篇

中毒及代谢性中枢神经系统病变常被文献合并在一起分析，因为机制有共同之处，主要是由于各种因素造成体内某些化学物质的增多或减少，从而造成脑和脊髓的血管损伤或部分神经实质损伤。病理改变包括水肿、髓鞘脱失、轴索或神经元破坏及出血等。中毒及代谢性中枢神经系统病变的最大影像学特点是受累部位的高度选择性，一般双侧累及，基本对称。好发部位包括基底节、丘脑、皮层、深部白质等。

遗传病种类繁多，其中有一些遗传病以累及中枢神经系统为主或为著，病变特点也是部位的高度选择性，常能提示诊断。遗传病由于受影响组织、细胞或细胞器不同，病理改变各自不同，当以脱髓鞘为主要病理改变时，MRI上信号改变和获得性炎性脱髓鞘类似。本章节仅收录有特征性影像改变和明确单基因突变的少数病例。

笔记

病例 68 非酮症高渗高血糖状态

男性，76 岁，视物模糊（眼前彩蝶飞舞）1 周，伴右侧偏盲。MRI 检查当天空腹血糖 20.7 mmol/L，糖化血红蛋白 12.4%，尿糖定性（++++），酮体（−）。

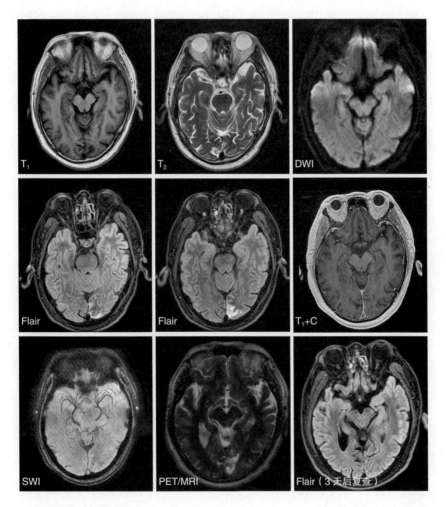

影像学表现：

1. MRI：左侧枕叶病灶，T_1WI、DWI 略低信号，T_2WI 低信

号，Flair 皮层、皮层下高低混杂信号，增强扫描后未见强化。

2. SWI：未见出血；^{18}F-FDG PET/MRI：高摄取。

3. 3 天后复查：病灶消失。

临床诊断：非酮症高渗高血糖状态（nonketotic hyperglycemic hyperosmolar state）。

疾病介绍和影像学特点：高渗性高血糖状态是糖尿病并发症中比较严重的状况，90% 以上见于 2 型糖尿病患者血糖极高时（血糖达 33 mmol/L 以上），病死率超过糖尿病酮症酸中毒多倍。

以严重高血糖、高血浆渗透压、严重脱水，但无酸中毒为特征。本病导致的循环内高血糖状态（通常 > 20 mmol/L）可影响患者的中枢神经系统，患者可有不同程度的意识障碍和昏迷，另有部分清醒患者可表现为癫痫、偏身舞蹈症状，也可仅有头晕、视觉症状和精神症状。

特征影像为 MRI 上 T_2WI 或 Flair 皮层下低信号，非对称性，部分能显示覆盖的皮层为 DWI、Flair 高信号，ADC 低信号。本例症状不严重，影像表现典型。

非酮症高渗高血糖状态中，伴偏身舞蹈症状的患者可有患肢对侧纹状体区斑片状 T_1WI 高信号，T_2WI 早期低 / 后期稍高 – 高信号，无强化，周围无水肿，CT 上示高密度（40 ～ 50 HU）。本病 MRI 异常的机制尚未完全明晰，有学者认为升高的血浆渗透压伴高血黏度可以导致缺氧 – 缺血性损伤，引起脑自由基释放。高CT 值可能提示斑点状出血，但是表现与常规血肿并不类似。

本病导致的临床症状与影像学异常是可逆的，患者血糖降低后，症状可迅速消失。影像学改变的恢复略滞后于症状的好转。

非酮症高渗高血糖状态与神经功能缺损相关的临床表现类似于脑卒中，影像学表现也有一定的类似性，但对两种疾病的治疗截然不同，因此需仔细鉴别。鉴别要点包括血压不高，血糖远远高出正常值等。头颅 CT 上无边界清晰的出血灶也是鉴别点之一。

关键点：皮层下 T_2WI 低信号。

参考文献

1. BALA M I，CHERTCOFF A，SAUCEDO M，et al. Teaching neuroImages：nonketotic hyperglycemic hyperosmolar state mimicking acute ischemic stroke[J]. Neurology，2020，95（18）：e2600-e2601.

2. RAGHAVENDRA S，ASHALATHA R，THOMAS S V，et al. Focal neuronal loss，reversible subcortical focal T2 hypointensity in seizures with a nonketotic hyperglycemic hyperosmolar state[J]. Neuroradiology，2007，49（4）：299-305.

病例 69　脑桥外髓鞘溶解症

女性，52 岁，头痛 9 天，加重伴意识障碍 4 天。查体：四肢肌张力高，双侧病理征阳性。

急诊查血钠 104 mmol/L，曾予以每天补钠 60 mL，2 天后复查血钠 134 mmol/L。

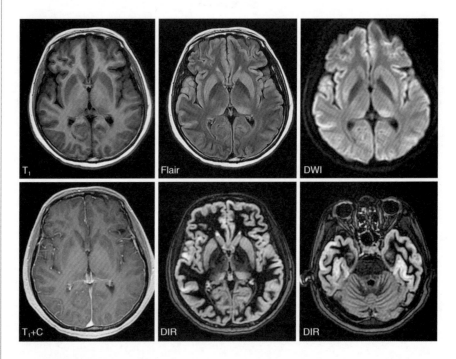

影像学表现：

1. MRI：双侧基底节、丘脑后部及颞叶皮层对称性 Flair 高信号，T_1WI 显示欠清晰，增强扫描后未见强化。

2. DIR：明显高信号，显示更清晰。

临床诊断：脑桥外髓鞘溶解症（extrapontinemyelinolysis，EPM）。

疾病介绍和影像学特点：EPM 为渗透压性脱髓鞘综合征中的一种，于 1959 年最早被报道，好发于酗酒和营养不良人群，临床表现为假性延髓麻痹和四肢瘫痪。典型累及部位为脑桥中央，称为脑桥中央髓鞘溶解症（central pontine myelinolysis，CPM）。后陆续有报道发生于低钠血症过快纠正及其他导致渗透压改变的诱因（如严重烧伤、肝移植、神经性厌食症和妊娠剧吐等）。部分患者病灶不累及脑桥，仅见于基底节、丘脑部位，对称性病变，称为脑桥外髓鞘溶解症。

　　EPM 是一种罕见的神经系统疾病，通常发生在电解质紊乱、营养不良或长期使用某些药物等情况下。EPM 主要影响脑干和小脑区域的髓鞘，导致神经元失去保护和支持，从而引起运动障碍、感觉异常、认知功能障碍等症状。这些症状可能会逐渐加重，严重时甚至会导致昏迷和死亡。

　　MRI 上 EPM 在 T_2WI 图像上表现为高信号，主要分布在脑桥外区域，包括大脑、小脑、中脑和延髓。这些区域的髓鞘受损，水分进入细胞内形成细胞毒性水肿，病变区域的水分子扩散受限，病灶 DWI 上呈高信号。MRS 上可见 EPM 患者的脑脊液中乳酸水平升高，提示有代谢异常。此外，N-乙酰天门冬氨酸（NAA）水平降低，可能与神经元损伤有关。

　　CT 对 EPM 的诊断价值有限，但在某些情况下，如患者无法接受 MRI 检查时，可以作为替代方法。EPM 在 CT 上表现为低密度区，但不如 MRI 敏感。

　　总之，MRI 是诊断 EPM 的最佳影像学方法，DWI 和 MRS 有助于进一步了解病变的性质和程度。本例 DIR 序列显示皮层累及为少见报道。

目前尚无特效治疗方法，治疗主要是针对病因进行干预，如纠正电解质紊乱、改善营养状况、停用有害药物等。同时，对症治疗也很重要，如控制痉挛、预防感染等。

关键点：基底节、对称病灶；皮层累及少见。

参考文献

1. LAURENO R，LAMOTTE G，MARK A S. Sequential MRI in pontine and extrapontinemyelinolysis following rapid correction ofhyponatremia[J]. BMC Res Notes，2018，11（1）：707.

2. JACOB S，GUPTA H，NIKOLIC D，et al. Central pontine and extrapontinemyelinolysis：the great masquerader-an autopsy case report[J]. Case Rep Neurol Med，2014，2014：745347.

病例 70　韦尼克脑病

　　女性，70岁，行腹腔镜下右侧附件、阑尾、部分回肠及部分乙状结肠切除术及三腔空肠营养管放置术。术后患者出现行走不稳，视物模糊，右侧注视时明显。口齿略不清，反应迟钝。

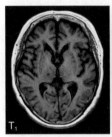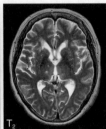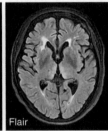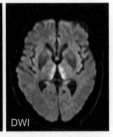

T₁　　　T₂　　　Flair　　　DWI

　　影像学表现：

　　MRI：双侧丘脑（内后部）对称性病变，T_1WI低信号、T_2WI高信号、Flair高信号，DWI高信号。

　　临床诊断：韦尼克脑病（Wernicke encephalopathy，WE）。

　　疾病介绍和影像学特点：WE是急性或亚急性谵妄的重要原因之一，是由单一维生素（硫胺素，即维生素B_1）缺乏引起的一种脑损伤。维生素B_1缺乏导致的三羧酸循环障碍和乳酸等毒性产物堆积，继而引发脑组织酸中毒，以及谷氨酸转运异常导致的神经兴奋性毒性损伤。补充维生素B_1后症状可以改善，病灶会缩小。

　　WE典型表现为三联征，即眼肌麻痹、共济失调和意识模糊。完全的眼肌麻痹很少发生，最常见的是眼球震颤，多为水平震颤。共济失调主要表现为步态共济失调，可进行性发展至完全不能站立。本病在酗酒者中多见，原因是长期酗酒和营养不良导致的维

生素 B_1 缺乏。在非酗酒人群中本病的危险因素包括各种原因的长期营养不良、剧吐、胃肠道疾病和外科手术（如胃旁路）的胃肠外营养。消化道疾病或各种术后非正常进食患者需警惕此病。

CT 可在中脑导水管周围和丘脑的中间部分观察到低密度影，但多数情况下病变急性期 CT 无法显示阳性征象。MRI 是诊断本病最重要和最有效的工具，其显示的损害范围可反映患者的疾病严重程度。本病常见表现为 MRI 上内侧丘脑、第四脑室底及第三脑室、中脑导水管周围等部位 T_1WI 低、T_2WI 高信号，Flair 序列和 DWI 序列为高信号，表示神经元和神经胶质细胞的细胞毒性水肿。对称性累及双侧丘脑内侧，为影像学特征改变之一。

韦尼克脑病是一种急性可逆性损伤，早期对临床症状和病变性质的准确识别和及时足量的维生素 B_1 静脉注射治疗后，多数患者病情可好转乃至痊愈。韦尼克脑病长期迁延会导致科萨科夫综合征（Korsakoff's syndrome），表现为不可逆的选择性认知功能障碍，包括近事遗忘、时间及空间定向障碍，以及明显而持久的记忆广度下降，包括近记忆极度丧失、时间判断障碍及虚构等。

关键点：丘脑内侧、对称病变。

参考文献

1. OTA Y, CAPIZZANO A A, MORITANI T, et al. Comprehensive review of Wernicke encephalopathy: pathophysiology, clinical symptoms and imaging findings[J]. Jpn J Radiol, 2020, 38（9）: 809-820.

2. ALIZADEH L, MOSTAFAVI Z, JAHANSHAHI A, et al. Wernicke encephalopathy following gastrojejunostomy: a case report and review of the literature[J]. Turk J Emerg Med, 2019, 19（4）: 154-156.

病例 71 脊髓亚急性联合变性

男性，75 岁。双手麻木乏力 1 月余，伴有双下肢水肿，无行走不稳和偏瘫。患者 6 年前因胃癌行胃大部切除术。

血生化检查：维生素 B_{12} < 74 pmol/L。

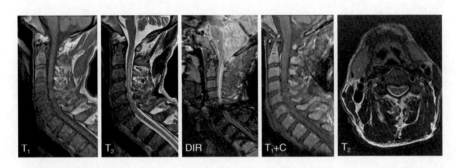

影像学表现：

MRI：颈髓后部见长条片样异常信号，T_1WI 低信号，T_2WI 高信号，DIR 呈明显均匀高信号，增强扫描后未见强化。横断面 T_2WI 可见倒 "V" 征象。

临床诊断： 脊髓亚急性联合变性（subacute combined degeneration of spinal cord，SCD）。

疾病介绍和影像学特点： 脊髓亚急性联合变性是维生素 B_{12}（钴胺素）缺乏症导致的脊髓背柱和侧柱变性，本病也被称为 B_{12} 缺乏性脊髓病变，是一种罕见的神经系统疾病，据统计全球范围内患病率为（2 ～ 3）/1 000 000。

脊髓亚急性联合变性是由于维生素 B_{12} 的摄入、吸收、结合、转运或代谢出现障碍导致体内含量不足，从而引起的中枢和周围

笔记

神经系统变性疾病，通常与恶性贫血相关。维生素 B_{12} 缺乏常见原因包括营养缺乏、胃肠道病变或术后及摄入某些药物而导致营养吸收减少。

由于该疾病主要影响脊髓的后索和椎体束，临床常见表现有感觉障碍、无力、步态障碍，患者常描述走路有踩棉花感。病变严重时大脑白质、视神经和周围神经可有不同程度受累，少数患者可有精神症状。具体临床特征包括：

1. 该病多发生在中老年人，男性和女性的患病率相当。

2. 早期患者可有贫血、倦怠、腹泻和舌炎等症状，伴有维生素 B_{12} 降低。神经系统症状早期为双下肢无力、发硬、动作笨拙、行走不稳、踩棉花感，随后出现手指、脚趾末端感觉异常，对称性持续刺痛、麻木和烧灼感等。体检可见双下肢振动觉、位置觉障碍，并且以远端明显，Romberg 征阳性。少数患者有手套 – 袜套样感觉减退。屈颈时可出现由脊背向下肢足底放射等触电感（Lhermitte 征阳性）。

3. 双下肢呈现不完全性痉挛性瘫痪。具体表现为肌张力增高、腱反射亢进，病理征阳性。周围神经病变严重时，可表现为肌张力减低、腱反射减弱，括约肌功能障碍出现较晚。

4. 当大脑白质和视神经广泛受累时可有精神异常。如易激惹、抑郁、幻觉、精神错乱类偏执狂倾向，认知功能减退、视神经萎缩及中央暗点、味觉、嗅觉改变。

化验检查方面：①周围血常规及骨髓涂片检查可提示巨幼细胞贫血。血清维生素 B_{12} 降低，注射维生素 B_{12} 1 mg/d，10 天后网织红细胞增多有助于诊断。血清维生素 B_{12} 含量正常的可做维生

素 B_{12} 吸收试验（口服放射性核素 ^{57}Co 标记维生素 B_{12}，测定其在尿、便中的排泄量），可发现维生素 B_{12} 吸收障碍。②胃液分析：注射组胺做胃液分析，可发现抗组胺性胃酸缺乏。③脑脊液分析：少数可见蛋白轻度增高。

亚急性联合变性病理改变认为是脱髓鞘。MRI 典型可见脊髓长节段信号异常，累及脊髓后索明显，横断面呈倒"V"征象。病变可以呈长条形或点片状，T_1WI 低信号、T_2WI 高信号。

关键点：脊髓后部、长节段病变。

参考文献

1. SUN H Y, LEE J W, PARK K S, et al. Spine MR imaging features of subacute combined degeneration patients[J]. Eur Spine J, 2014, 23（5）: 1052-1058.

2. CAO J, SU Z Y, XU S B, et al. Subacute combined degeneration: a retrospective study of 68 cases with short-term follow-up[J]. Eur Neurol, 2018, 79（5/6）: 247-255.

病例 72　亚急性联合变性

女性，41 岁，进行性双下肢乏力，行走不稳；四肢、躯干感觉异常。血生化检查：维生素 B_{12} < 20 pg/mL（正常值：180 ～ 914 pg/mL）。

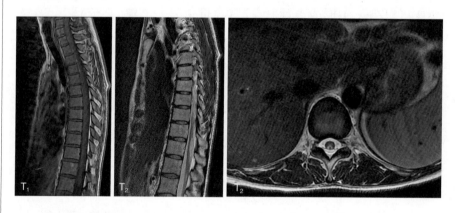

影像学表现：

MRI：胸髓后部见条片样异常信号，T_1WI 低信号，T_2WI 高信号，横断面 T_2WI 可见倒"V"征象。

临床诊断：亚急性联合变性（subacute combined degeneration，SCD）。

疾病介绍和影像学特点：亚急性联合变性典型为颈、胸段脊髓长节段病变，此例位置低，节段短，但横断面倒"V"征象明确，血清结合维生素 B_{12} 减低，符合临床诊断。文献报道部分病灶可见强化。

关键点：倒"V"征象，短节段。

参考文献

1. HAYASHI T, MORI N. Subacute combined degeneration of the spinal cord[J]. Intern Med, 2023, 62（6）: 951-952.

2. WEIDAUER S, WAGNER M, NICHTWEIß M. Magnetic resonance imaging and clinical features in acute and subacute myelopathies[J]. Clin Neuroradiol, 2017, 27（4）: 417-433.

病例 73　肝性脑病（1）

女性，85 岁，全身乏力伴意识不清 1 周。腹部超声及 CT 检查提示肝硬化。

血液生化检查：血氨 95 μmol/L（参考值：9 ～ 30 μmol/L）。

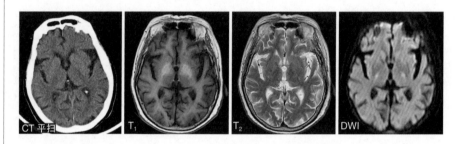

CT 平扫　　T₁　　T₂　　DWI

影像学表现：

1. CT：轻度脑萎缩。

2. MRI：双侧基底节区（豆状核）对称性 T_1WI 高信号影，T_2WI 稍高信号，DWI 近等信号。

临床诊断：肝性脑病（hepatic encephalopathy，HE）。

疾病介绍和影像学特点：HE 是在各种急、慢性肝脏疾病导致严重肝功能障碍或各种门静脉 – 体循环分流异常时，神经毒性物质（血氨）在脑内蓄积引起的一种神经精神异常，是可逆性脑病综合征的一种。作为肝硬化的最主要并发症之一，其死亡率高且预后差，1 年生存率低于 50%，患者通常表现为性格改变、焦虑抑郁和扑翼样震颤等，并可迅速进展为认知功能障碍、昏迷及死亡。肝性脑病早期缺乏明显特征性的临床表现，需结合病史及检验结果、脑电图、影像学表现及神经精神评估等排除脑血管意外、颅脑肿瘤等其他疾病。

影像技术的发展对于肝性脑病的早期诊断和疗效监测起到了极大的推动作用。头颅 CT 在肝性脑病的诊断中不具备特异性，通常用于排除引起昏迷或意识障碍的其他疾病，可观察到位于苍白球区的等密度病灶影及基底节区高密度的钙化灶；急性肝性脑病患者可见广泛的脑水肿、脑室受压及缺血性改变，而继发于慢性肝病或门 – 体静脉分流术后则可见脑萎缩表现。

MRI 在诊断肝性脑病上优于 CT，双侧基底节 T_1WI 对称性高信号是特征表现之一，以苍白球最为显著。信号值与动脉血氨水平、血锰浓度等具有明显的相关性。其他部位如皮层下和脑室周围白质、脑桥和大脑脚也可见非特异性白质高信号。沿锥体外系的髓鞘通路也可见到信号强度增高，但通常不累及中央区和枕叶皮质；T_2WI 上多无明显改变，部分可见沿着白质或周围皮层脊髓束的高信号影。DWI 呈现弥散受限的高信号，可用于检测轻微型的肝性脑病。

MRS 可观察到血氨升高引起颅脑特征性的代谢异常，包括谷氨酸、谷氨酰胺的增加，胆碱化合物和肌醇的下降，表现为 Glx/Cr 值升高，mIns/Cr 值及 Cho/Cr 值降低，与肝性脑病的严重程度具有相关性。

此例有肝硬化病史及化验检查异常，进一步支持诊断。

关键点： T_1WI 高信号（基底节）。

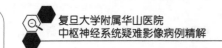

参考文献

1. CZEMPIK P F，PLUTA M P，HOFMAN M，et al. Hepatic encephalopathy confirmed by magnetic resonance imaging in a patient with unobvious cause of chronic liver disease decompensation[J]. Diagnostics（Basel），2023，13（4）：753.

2. ROVIRA A，ALONSO J，CÓRDOBA J. MR imaging findings in hepatic encephalopathy[J]. AJNR Am J Neuroradiol，2008，29（9）：1612-1621.

笔记

病例 74　肝性脑病（2）

女性，56 岁，双下肢乏力 8 月余，手抖 1 周。腹部超声：肝脏弥漫性病变。腹部 CT：肝硬化、脾大。

血液生化检查：丙肝抗体阳性，肝功能异常，血氨 143 μmol/L（参考值：9 ～ 30 μmol/L），有吸毒病史。

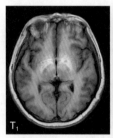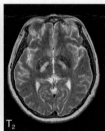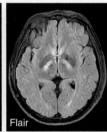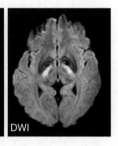

影像学表现：

MRI：双侧基底节区对称性 T_1WI 高信号影，T_2WI 稍高信号，Flair 高信号。内囊后肢 DWI 高信号。

临床诊断：肝性脑病（hepatic encephalopathy，HE）。

疾病介绍和影像学特点：以神经系统亚急性或慢性、非特异性症状起病的病例，当影像上发现特征性、对称性病变提示肝性脑病时，需积极寻找肝脏病变依据，早期诊断合理治疗，可以改善患者预后。

关键点：DWI 对称高信号。

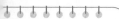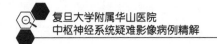

参考文献

1. WILLIAMS S，LOUISSAINT J，NIKIRK S，et al. Deprescribing medications that may increase the risk of hepatic encephalopathy：a qualitative study of patients with cirrhosis and their doctors[J]. United European Gastroenterol J，2021，9（2）：193-202.

2. HOILAT G J，SUHAIL F K，ADHAMI T，et al. Evidence-based approach to management of hepatic encephalopathy in adults[J]. World J Hepatol，2022，14（4）：670-681.

病例 75 尿毒症脑病

男性，54岁，2型糖尿病肾病5期，血液透析4年，胸闷气促伴无力4天。生化检查：肾小球滤过率（GFR）4 mL/min。

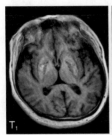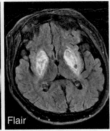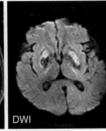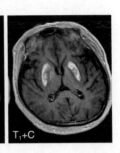

影像学表现：

MRI：双侧基底节区对称性病变，T_1WI高低混杂信号、Flair明显高信号，且可见内囊后肢与外囊组成的"豆状核叉征"，DWI呈高低混杂信号，增强扫描后明显、不均匀强化。

临床诊断： 尿毒症脑病（uremic encephalopathy）。

疾病介绍和影像学特点： 尿毒症脑病可发生于急性或慢性肾衰竭患者，是当肾小球滤过率下降并较长时间在15 mL/min以下时，由毒素累积损伤脑组织所致。

尿毒症脑病也称肾性脑病，于1831年由Richard Bright首次提出，为一系列与肾功能不全相关的中枢神经系统异常综合征，通常发生于慢性肾病进展期或急性肾衰竭时。尿毒症脑病的发病机制复杂，其潜在的驱动因素可能是肾功能障碍导致的代谢功能失调、水电解质酸碱平衡紊乱、血脑屏障的通透性改变及炎症等相关。尿毒症脑病的临床表现多样，缺乏特异性，症状可轻可重，

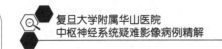

未经治疗病情可持续加重，治疗后部分可逆，因此早期诊断具有重要意义。

目前临床对尿毒症脑病的诊断方法主要为排他式诊断。实验室检查的重点在于测定血尿素氮、肌酐、电解质、葡萄糖浓度、酸碱状态和全血细胞计数水平。然而研究发现血尿素氮水平与尿毒症脑病并无较好的相关性。脑电图表现为弥漫性慢波，在尿毒症脑病急性进展时，可观察到后头部优势 α 节律的不规则低电压，θ 波及双侧同步的慢波和尖波持续暴发，偶尔也可见伴有癫痫发作的棘波。

影像学不仅为尿毒症脑病患者中枢神经系统受损程度及范围提供客观依据，同时也有助于临床治疗方法的选择和预后评估。

尿毒症脑病的影像学表现有 3 种类型：皮质或皮质下受累、基底神经节受累和白质受累。①皮质受累最为常见，由治疗过程中血压突然升高所致，通常可见顶枕叶皮质和皮质下白质存在血管源性水肿，MRI 呈 T_1WI 低信号，T_2WI 高信号，DWI 弥散不受限，治疗后病灶可完全消失。当患者头部磁共振出现 ADC 低信号时则表现细胞毒性水肿，提示疾病进展至不可逆的神经元损伤。②基底神经节受累较为少见，更易发生于糖尿病肾病患者，豆状核叉征（lenticular nucleus forked sign）对于此型的诊断具有一定的特征性，可能由不同区域对代谢损伤的敏感程度差异而产生，CT 通常表现为豆状核区双侧对称性的低密度影，MRI 表现为双侧豆状核区的对称性 T_1WI 低信号伴 T_2WI-Flair 高信号，以豆状核病灶边缘的内囊后肢及外囊最为显著，形成叉子样的外观。叉的主干由内囊和外囊融合而成，水肿的外囊构成叉的外侧壁，而内侧臂则被内外髓板一分为二。豆状核叉征也可以出现在其他疾病所致的代谢性酸中毒、酮症酸中毒、透析失衡综合征、甲醇或乙二醇中毒及二甲双胍等脑病中，因此鉴别诊断时需要密切结合病史。③白质受累罕见，多发生于青少年，MRI 以累及双侧幕上白质的 T_1WI 低信号伴 T_2WI-Flair 高信号，DWI 高信号，ADC 值降低的病灶为特点，可能与长期慢性肾功能不全所致的不可逆细胞损伤相关。

总之，MRI 检查在诊断尿毒症脑病时具有高分辨率和多参数成像的优势，可作为评估尿毒症脑病的首选影像学检查方法。双侧对称基底节区病变，伴出血及 Flair 显示的"叉状征"，对肾性脑病有诊断特异性。影像学中神经系统疾病的损伤特征与尿毒症进展的相关性有待进一步研究。

关键点：对称性豆状核病变，伴出血。

参考文献

1. KIM D M，LEE I H，SONG C J. Uremic encephalopathy：MR imaging findings and clinical correlation[J]. AJNR Am J Neuroradiol，2016，37（9）：1604-1609.

2. SINA F，NAJAFI D，AZIZ-AHARI A，et al. Uremic encephalopathy：a definite diagnosis by magnetic resonance imaging?[J]. Eur J Transl Myol，2022，32（3）：10613.

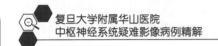

病例 76　甲醇中毒性脑病

男性，31 岁，大量饮酒后出现头晕、乏力、视物模糊等。查体：嗜睡，双眼视物模糊，双瞳不等大，对光反射迟钝。

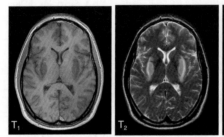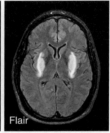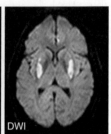

影像学表现：

MRI：双侧壳核及周围对称性病变，T_1WI 等低信号、T_2WI、Flair 及 DWI 高信号。

临床诊断： 甲醇中毒（methanol intoxication）。

疾病介绍和影像学特点： 甲醇中毒为甲醇作用于人体后引起的一系列头晕、头痛、眩晕、精神状态改变、视物模糊、腹痛和恶心等的临床综合征，严重者可出现失明、昏迷及严重的代谢酸中毒、锥体外系损害症状和帕金森病等表现。甲醇有剧毒，其中毒机制可能是由于甲醇的代谢产物甲醛及甲酸盐破坏血脑屏障中内皮细胞间的连接，进而导致甲醛与特定蛋白结合产生乳酸、β-羟丁酸等酸性物质的蓄积，并协同甲酸盐一同加重酸中毒与组织的缺氧。甲酸是发生代谢性酸中毒和终末器官毒性的主要原因，两汤匙（30 mL）的量对儿童可能致命，60 ～ 240 mL 对成年人可能致命。

甲醇中毒累及中枢神经系统以双侧外囊－壳核最为多见，对于缺氧敏感的白质区域、苍白球、脑干及小脑区域亦可见之。同时甲酸对视神经通路有高度亲和性，通过与线粒体中的细胞色素氧化酶结合阻碍神经动作电位的传递而导致视力下降，以视神经筛板后区和眶内段的神经纤维受损最为显著。由于损伤视网膜，失明常是最早主诉症状，常为永久性。

　　影像学是诊断甲醇中毒性脑病的重要手段，可用于评估病情和预后。CT 通常表现为双侧外囊－壳核对称性的长椭圆形的低密度病灶，呈"八"字征；由于白质区域对缺氧的高敏感性，皮质下的白质区域出现坏死时可观察到散在对称性的低密度病灶，提示预后更差。

　　MRI 检查在早期诊断、明确病变大小部位及视神经脱髓鞘和萎缩程度等方面更具优势。最典型的表现为双侧外囊－壳核的出血性坏死（推测对酸中毒敏感），病灶通常呈 T_1WI 高信号，T_2WI 高信号，DWI 弥散受限，增强后强化不显著；甲醇对筛板后区及眶内段视神经有选择性的毒性作用，早期在冠状位的 T_2WI 成像上可观察到增粗的视神经及水肿区，提示视神经筛板后区和眶内段的神经纤维受累，以视交叉的前段最为明显，后期则呈视神经萎缩。在重度甲醇中毒病例中，可观察到双侧豆状核区明显的 T_1WI 低信号区（豆状核出血、坏死）及双侧脑桥被盖 T_2WI 高信号区，也可见豆状核边缘被明亮的高信号勾勒形成的"豆状核叉征"。DWI 和 SWI 在观察白质受损程度及出血和坏死方面具有价值。

　　尽管甲醇中毒的影像学特征不具有唯一性，但结合患者的饮酒史，代谢酸中毒和实验室检测能够尽可能早期诊断早期干预，

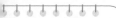
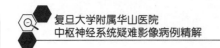
从而改善患者的整体预后。本例有大量饮酒病史，急性起病，双侧壳核对称性信号异常，高度提示诊断。

关键点：壳核对称性、DWI 高信号。

参考文献

1. BLANCO M，CASADO R，VÁZQUEZ F，et al. CT and MR imaging findings in methanol intoxication[J]. AJNR Am J Neuroradiol，2006，27（2）：452-454.

2. JAIN N，HIMANSHU D，VERMA S P，et al. Methanol poisoning：characteristic MRI findings[J]. Ann Saudi Med，2013，33（1）：68-69.

病例 77 甲醇 / 假酒中毒性脑病（后遗改变）

男性，32岁，半年前喝洋酒（半瓶）后感胸闷、憋气，双眼看到刺眼的白光，急诊入当地医院，拟"中毒"予以血液透析 2 次，气管插管。目前视物稍有不适，余无殊。

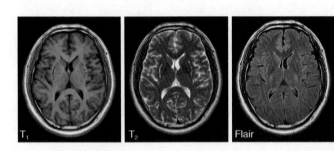

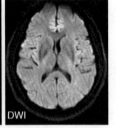

影像学表现：

MRI：局限于外囊、双侧几乎绝对对称性异常信号影，T_1WI 低信号、T_2WI 高信号，Flair 高信号，DWI 低信号。

临床诊断：甲醇中毒后遗改变。

疾病介绍和影像学特点：确诊中毒需要做毒物生化检查进行分析。大部分病例由于各种原因，仅为临床诊断，依靠病史。视神经病、昏迷、壳核出血坏死三联征高度提示甲醇中毒，影像学检查可提供支持诊断。

本例双侧外囊对称性异常信号，结合前驱病史，考虑最符合甲醇 / 假酒中毒后遗改变（软化灶）。

关键点：累及外囊。

参考文献

1. PALIWAL V K, UNIYAL R, AZIM A, et al. Haemorrhagic putaminal necrosis, optic atrophy and coma: a triad suggestive of methanol poisoning[J]. Anaesth Intensive Care, 2016, 44 (5): 636-637.

2. DE OLIVEIRA A M, PAULINO M V, VIEIRA A P F, et al. Imaging patterns of toxic and metabolic brain disorders[J]. Radio Graphics, 2019, 39 (6): 1672-1695.

病例 78　中毒性白质脑病

男性，59 岁，木匠，在上海做家具生意，春节返乡后家属发现 2 次大便解在床上，说话减少。

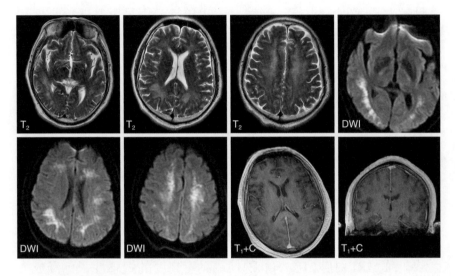

影像学表现：

MRI：双侧额顶叶深部白质区，对称性 T_2WI 及 DWI 高信号影，增强扫描后未见异常强化。

临床诊断：中毒性白质脑病（toxic leukoencephalopathy）。

疾病介绍和影像学特点：中毒性白质脑病是指由各种潜在病因导致的大脑白质损伤，临床表现为脑病 / 非特异性神经系统症状（如精神状态改变），分为急性中毒性白质脑病（acute toxic leukoencephalopathy，ATL）和慢性中毒性白质脑病（chronic toxic leukoencephalopathy，CTL）。

中毒性白质脑病的常见病因包括大剂量化疗药物、免疫抑制剂、毒品、化学剂、抗生素或放射损伤等，这些可以对脑白质产生直接毒性作用而导致其结构改变。这些毒性物质沉积在富含脂肪的髓鞘中并逐渐释放，因此常以急性或亚急性脱髓鞘病变为特征。

中毒性白质脑病患者的症状与脑白质损害的严重程度成正相关性，主要表现为头痛、癫痫、认知异常、痴呆及昏迷等神经精神改变，语言功能障碍、运动及感觉异常较为少见。脑白质病变在毒性物质被排出后可持续存在，当患者出现症状时血液学检查往往呈现正常，因此神经影像学检查对中毒性脑白质病变的诊断具有重要意义。

中毒性白质脑病主要累及大脑皮质下白质，以脑室周围及半卵圆中心的散在或弥漫性病灶为主，边缘通常不规则。

CT 对软组织成像的分辨率较低，仅能显示病变脑白质的部分区域，而 MRI 对脑白质病灶的检测具有高度的敏感性，已经成为首选检查。轻度的中毒性白质脑病在 CT 上通常表现为正常，当病变发展为中重度损害并伴随明显的脱髓鞘及坏死时，CT 方能呈现确切的低密度改变；MRI 可见脑白质广泛 T_1WI 低信号，T_2WI-Flair 上脑室周围和脑室上白质的高信号改变，DWI 呈高信号，增强扫描后大多无明显强化。

上述表现为各类中毒性脑白质病变的共同特征，其中不同毒物还有其各自特点，如急性一氧化碳中毒引起的白质中毒在 MRI 上表现为皮层下点状、斑片状或融合状的 T_1WI 低信号和 T_2WI 高信号，伴深部的白质病变；毒品（海洛因）引起的中毒性白质脑病则表现为小脑中线两侧对称性的蝴蝶形异常，MRI 上表现为

T_1WI 低信号，T_2WI 高信号，且常伴随双侧内囊后肢的信号改变。多数中毒性白质脑病的影像学异常在临床症状消失后可逐渐部分消退。因此早期诊断并尽快清除体内毒物及其代谢产物，对疾病的预后具有重要意义。

总之，中毒性白质脑病共同影像学特征是大脑深部白质、对称性信号异常，在 DWI 上呈高信号，T_2WI 或 Flair 信号可能不如 DWI 明显，增强扫描后无强化。

本例结合职业史和典型影像学表现，符合临床诊断。

关键点：大脑半球深部白质对称、大片融合 T_2WI 高信号。

参考文献

1. ÖZÜTEMIZ C，ROSHAN S K，KROLL N J，et al. Acute toxic leukoencephalopathy：etiologies，imaging findings，and outcomes in 101 patients[J]. AJNR Am J Neuroradiol，2019，40（2）：267-275.

2. FILLEY C M，KLEINSCHMIDT-DEMASTERS B K. Toxic leukoencephalopathy[J]. N Engl J Med，2001，345（6）：425-432.

病例 79　肾上腺脑白质营养不良

男性，44 岁，外出务工春节返乡后，家属发现其反应迟钝、智力低下。

基因检测：*ABCD1* 基因突变。

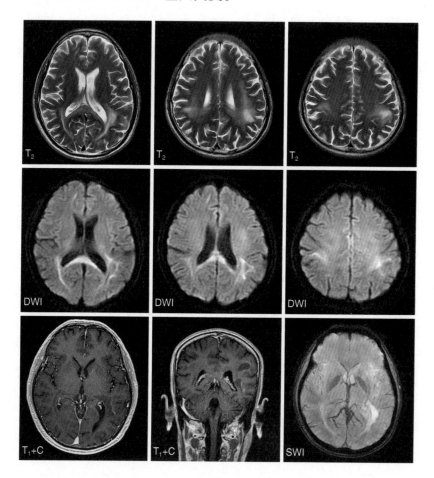

影像学表现：

1. MRI：双侧脑室体部及后角旁白质、胼胝体压部、额叶皮层下白质对称性病变，T_2WI 高信号、DWI 高信号，增强扫描后

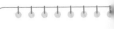

部分病灶边缘强化（侧脑室旁）。

2. SWI：未见异常低信号。

临床诊断：肾上腺脑白质营养不良（adrenoleukodystrophy，ALD）。

疾病介绍和影像学特点：ALD 是一种遗传性过氧化物酶代谢紊乱疾病，以大脑白质进行性髓鞘脱失和肾上腺皮质功能不全为临床特征。该疾病早在 1900 年就有记载描述其临床表现，而疾病术语和病理生理学是在 20 世纪 70 年代被首次报道。其特征为饱和长链脂肪酸的积累，脂肪酸积累在脑和肾上腺皮质中，与脑脱髓鞘、周围神经异常、肾上腺皮质和睾丸功能不全有关。

该疾病有 2 种遗传方式：大多为 X 性连锁隐性遗传，基因定位在 Xq28，常在儿童或青年期发病。新生儿期发病的为常染色体隐性遗传，较少见。ALD 均携带 *ABCD1* 基因突变。*ABCD1* 基因编码蛋白 ALDP 的功能，ALDP 是一种位于过氧酶体膜蛋白上的 ATP 结合转运蛋白。*ABCD1* 基因突变会影响 ALDP 的功能，进而损害极长链脂肪酸（very long chain fatty acid，VLCFA）的过氧化物 – 异构 – 氧化，导致 VLCFA 在体内不同器官中异常积累，影响正常的生理功能。

该病罕见，发病率为 1/21 000 ～ 1/15 500。95% 的患者为男性，5% 的患者为女性杂合子。女性通常不受影响是因为即使 1 条 X 染色体携带 *ABCD1* 基因突变，另一条 X 染色体也可以弥补其作用。该病在拉丁裔或非洲裔患者中有较高的发病率。

约 2/3 的患者有肾上腺皮质功能不全和神经系统症状。大多数是神经系统症状先出现，可表现为不同程度的视力下降、听力障碍、智力减退、行为异常、情绪不稳定和运动障碍。后期可出现偏瘫或四肢瘫痪、假性球麻痹、皮质性盲和耳聋等，重度可见痴呆、癫痫发作和去大脑强直等。肾上腺皮质功能不全可表现为全身皮肤色素沉着、疲劳、食欲下降、体重减轻、血压低等。根据肾上腺脑白质营养不良的发病年龄及临床表现分为以下 6 型：

1. 儿童脑型：此类型最常见，多在 4 ～ 8 岁发病。

2. 青少年脑型：多于 10 ～ 20 岁发病，该型较儿童脑型病情进展相对缓慢。

3. 成人脑型：多于 20 岁以后发病，颅内病变进展迅速。

4. 肾上腺脊髓神经病型：多于 20 岁或中年后发病。主要累及脊髓和周围神经，部分患者或出现大脑受累。主要表现为下肢进行性痉挛性瘫痪、括约肌功能紊乱和性功能障碍。MRI 可见脊髓萎缩，该型病情进展较慢。

5. 单纯 Addison 病（原发性慢性肾上腺皮质功能减退症）型：发病年龄在 2 岁至成年，以原发性肾上腺皮质功能不全为主要表现，包括皮肤色素沉着、虚弱无力、多汗、嗜盐，伴有呕吐、腹泻甚至低血压晕厥等。

6. 无症状者：检查发现 VLCFA 升高、头颅 MRI 典型表现或 *ABCD1* 基因突变，无临床症状。

诊断主要基于特征性的临床表现、体征、基因检测，同时还包括以下辅助检查：

1. VLCGA 水平测定：血浆、皮肤成纤维细胞中 VLCFA 水平的异常升高对诊断肾上腺脑白质营养不良具有重要价值。

2. 血清皮质类固醇水平下降：24 小时尿 17- 羟类固醇和 17- 酮

类固醇排除减少，血浆促肾上腺皮质激素（adrenocorticotropic hormone，ACTH）升高，ACTH 兴奋试验呈低反应或无反应。

3. CT 和 MRI：CT 显示在枕顶叶交界处，尤其双侧脑室三角区呈对称分布的蝶翼状大片低密度影，可有钙化和强化。MRI 是必要的检查项目，特征性表现为双侧顶枕区白质内对称分布的蝴蝶状异常信号。T_1WI 呈低信号，T_2WI 呈高信号。疾病严重时，从后向前逐渐发展，受累胼胝体可将两侧病灶连为一体，无占位效应。病灶边缘可增强，小脑、脑干白质也可受累。病灶呈蝶形分布是肾上腺脑白质营养不良所特有的影像表现，其他脑白质病少见。

关键点：后部白质对称病变，DWI 高信号，边缘强化。

参考文献

1. VAN DE STADT S I W，HUFFNAGEL I C，TURK B R，et al. Imaging in X-Linked adrenoleukodystrophy[J]. Neuropediatrics，2021，52（4）：252-260.

2. RESENDE L L，DE PAIVA A R B，KOK F，et al. Adult leukodystrophies：a step-by-step diagnostic approach[J]. Radiographics，2019，39（1）：153-168.

病例 80　Leigh 综合征

　　男性，7 岁，双侧眼睑下垂，眼球固定，复视 2 月余。查体：视力正常，双侧颞部视盘轻微苍白；水平和垂直眼球运动明显受限；眼球水平和垂直凝视性麻痹。

　　基因检测：*NDUFA12* 基因存在杂合缺失和突变。

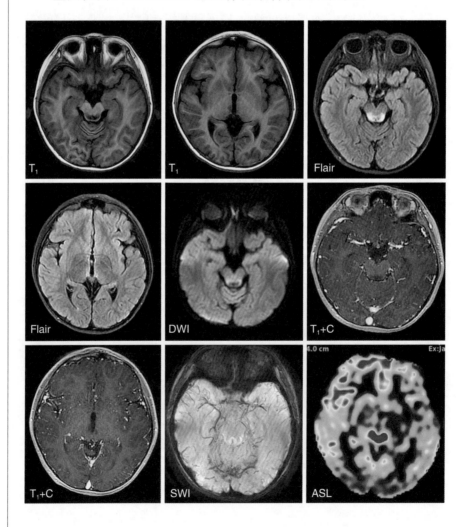

影像学表现：

1. MRI：T_1WI 中脑背侧 / 中脑导水管周围低信号，Flair 高信号，DWI 病灶周围边缘高信号，增强扫描后未见异常强化。

2. SWI：未见异常低信号，ASL 病灶大部分高灌注。

临床诊断： Leigh 综合征（Leigh syndrome）。

疾病介绍和影像学特点： Leigh 综合征是线粒体疾病（一组由基因突变导致细胞内线粒体功能障碍、累及全身多脏器的疾病）中的一种。1951 年由英国医师命名，也称为亚急性坏死性脑脊髓病（subacute necrotizing encephalomyelopathy，SNE）。它是一种罕见的神经遗传性疾病，主要影响中枢神经系统。由线粒体功能障碍引起，导致脑部和肌肉组织受损。症状包括智力障碍、运动障碍、视力和听力损失、癫痫发作等。这些症状通常在婴儿期或幼儿期开始出现，并随着时间的推移逐渐加重。

影像学检查可以辅助进行诊断和治疗评估，CT 诊断价值有限，MRI 的疾病特征包括：

1. 基底节区异常：患者的基底节区域异常，包括尾状核、壳核和苍白球等结构的大小和形态、信号改变。

2. 脑干和小脑萎缩：MRI 可显示患者的脑干和小脑明显萎缩，这是由于神经元死亡和胶质细胞增生所致。

3. 大脑皮层异常：MRI 显示大脑皮层异常，包括额叶、顶叶和颞叶等区域的灰质体积减小。

4. 丘脑异常：包括丘脑的大小和形态、信号改变。

本例患儿病灶位于中脑背侧，对称性信号异常，基因诊断，报道很少。

目前尚无治愈 Leigh 综合征的方法，但可以通过支持性治疗来缓解症状和提高生活质量。包括物理治疗、语言治疗、营养支持等。此外，一些药物也可以用于控制癫痫发作和其他症状。

关键点：中脑背侧病灶，ASL 高灌注。

参考文献

1. CHEN W, FENY C, CHU S, et al. Convergence-retraction nystagmus and ophthalmoplegia as the presenting sign of Leigh syndrome in a young boy[J]. J Neuroophthalmol, 2023, 43（2）: e58-e59.

2. WEST S K, CONNORS L, COX T C, et al. Leigh's disease associated with a dorsal midbrain syndrome[J]. Journal of Pediatric Ophthalmology and Strabismus, 2009, 46（5）: 304-305.

第五章
中枢神经系统变性疾病

中枢神经系统变性疾病（degenerative central nervous system diseases）主要指缓慢进展的原有身体功能逐渐减退的一组疾病，病理改变包括神经元的丢失，正常神经元或胶质细胞内出现包涵体等。共同临床表现有智力减退，即痴呆，如典型疾病阿尔茨海默病。共同影像学特征常有弥漫全脑萎缩或脊髓萎缩、特殊脑叶萎缩等。本章节选择近年报道和研究比较多的神经元核内包涵体病例（此病有特异性MRI征象，可以由MRI首先提示诊断，再进行外周皮肤活检即可以确诊）。

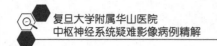

病例81　神经元核内包涵体病

女性，70岁，因突发言语障碍入院。既往诊断：精神分裂症。

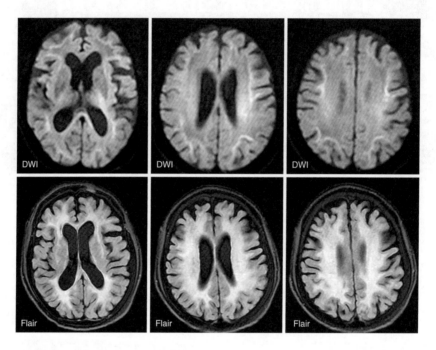

影像学表现：

MRI：DWI显示双侧额顶叶皮髓质交界区绸带状高信号，Flair示双侧额顶叶白质呈对称性、大片状均匀高信号。

临床诊断：神经元核内包涵体病（neuronal intranuclear inclusion disease，NIID）。

疾病介绍和影像学特点：NIID是一种缓慢进展的、累及中枢及周围神经系统，以及体部很多器官的一种变性疾病。其名称的由来是由于发现这种患者的神经元细胞核内有嗜酸性包涵体。2011年日本学者发现可以通过体部皮肤、黏膜、腺体等活检来确诊。近年研究证实大部分亚洲病例存在 *NOTCH2NLC* 基因 5'- 非转录区 GGC 重复扩增。

这类疾病主要在东亚地区被报道，近年来在西方国家也越来越常见。神经元核内包涵体病通常为亚急性或慢性起病，临床表现复杂多样，缺乏特异性。根据发病年龄可分为儿童型、青少年型和成人型。儿童及青少年患者常以共济失调或精神行为异常为首发表现，而成年起病者常以痴呆或肢体无力为早期症状。

神经元核内包涵体病最典型的影像学表现为双侧额顶叶皮髓质交界区 DWI "绸带征"（DWI 条带状高信号），推测为核内包涵体导致相应区域神经元死亡丢失、结构空泡化所致。皮质髓质交界处的 DWI 高信号通常表现为从额叶开始，随时间进展，逐渐累及颞顶叶和枕叶。近年报道部分病例小脑蚓部可见对称性 DWI 类似改变，也可作为 NIID 特征表现之一。在其他神经系统疾病，诸如成人起病的白质脑病或进行性多灶性白质脑病中也可以观察到皮髓交界处 DWI 高信号，但通常不伴随小脑异常。

其次的影像特征包括 Flair 双侧额顶叶深部白质对称、融合、均匀高信号（DWI 高信号包绕的内部 T_2WI 高信号）。与其不同的疾病，如常见脑小血管病的白质病变，脑室旁缺血灶呈大小不等白质高信号互相融合，与 NIID 的白质均匀高信号不同。此外，全脑萎缩基础上的脑室扩大超过脑沟增宽比例这一征象（脑室扩大更显著），也被越来越关注中。

神经元核内包涵体病的患者同时还以皮质低灌注、大脑深部的高灌注为特征，通过影像学检查动态监测患者大脑的血流灌注情况可指导诊断及治疗时机。近年来的研究还发现皮髓质交界处的特征性 DWI 高信号可能比主要症状出现的时间晚许多年，甚至可能随着疾病的进展而完全消失。同时有近 20% 的家族性神经元核内包涵体病患者并无典型的影像学表现，需要对患者进行长期的深入研究及探索。

关键点：大脑皮髓交界处线状 DWI 高信号（ribbon sign）。

参考文献

1. SONE J，TANAKA F，KOIKE H，et al. Skin biopsy is useful for the antemortem diagnosis of neuronal intranuclear inclusion disease[J]. Neurology，2011，76（16）：1372-1376.

2. HAN X，HAN M，LIU N，et al. Adult-onset neuronal intranuclear inclusion disease presenting with typical MRI changes[J]. Brain Behav，2019，9（12）：e01477.

病例82 神经元核内包涵体病（脑炎样）

女性，63 岁，间歇性失明，厌食，不认识人。

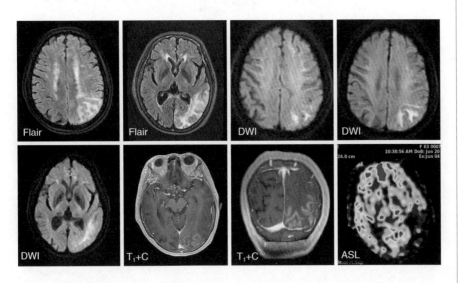

影像学表现：

1. MRI：左侧颞顶枕叶大片 Flair 高信号，DWI 见皮层下白质高信号，增强扫描后可见脑回样强化；双侧额叶皮髓质交界区曲线样高信号。

2. ASL：左侧颞顶枕叶低灌注。

临床诊断：神经元核内包涵体病（NIID）。

疾病介绍和影像学特点：NIID 是一种缓慢进展的神经系统变性疾病，典型表现为双侧额顶叶皮髓质交界区 DWI "绸带征"。随着研究深入，陆续有报道其他多种影像表型，包括此例的脑炎样表现，以及异常信号累及小脑蚓部、胼胝体等。

本例除左侧灶性病变外，DWI 可见两侧额叶为主的皮髓交界处 DWI 高信号。

关键点：NIID 脑炎样表现。

参考文献

1. XIE F, HU X Y, LIU P, et al. A case report of neuronal intranuclear inclusion disease presenting with recurrent migraine-like attacks and cerebral edema: a mimicker of MELAS[J]. Front Neurol, 2022, 13: 837844.

2. BU JT, TORRES D, ROBINSON A, et al. Case report: neuronal intranuclear inclusion disease presenting with acute encephalopathy[J]. Front Neurol, 2023, 14: 1184612.

第六章
血管病及血管畸形篇

中枢神经系统的血管类型，包括动脉、静脉、毛细血管，是中枢神经系统重要的组成成分，其病变种类也非常多。血管病变可以是先天性的，也可以是后天获得性的。血管病变的表现包括血管病导致的脑、脊髓实质组织损害，也包括动、静脉血管的各种畸形，以及血管源性肿瘤。有些血管病变需要积极治疗，有少数则不需要治疗，甚至有些不当治疗反而可能带来不良后果（如脑发育性静脉变异）。

病例 83　急性脑梗死（青年卒中）

男性，36 岁，视物成双 9 小时，伴头晕，稍有行走不稳。查体：右侧上眼睑稍下垂，右眼上视受限，上视、下视、左视时视物成双。经食管超声：心房与心耳未见附壁血栓回声，卵圆孔未闭（细束左向右分流），发泡试验阳性。颈部及头颅 MRA（−）。

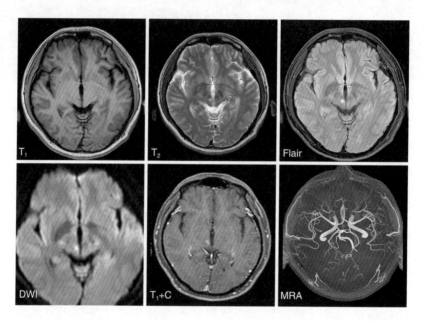

影像学表现：

MRI：右侧丘脑小点状 T_1WI 低信号、T_2WI、Flair 及 DWI 高信号，增强扫描后可见强化。

MRA：显示颅内大血管未见异常狭窄或闭塞。

临床诊断：急性脑梗死（acute cerebral infarction）。

疾病介绍和影像学特点：脑梗死为常见病，DWI 高信号诊断也相对易于明确。此例患者年轻，其病灶小，有强化，部位不典型，需要鉴别炎症等其他病变。超声检查明确卵圆孔未闭，发泡试验阳性，推测梗塞和卵圆孔未闭相关。

　　关键点：青年卒中，卵圆孔未闭。

参考文献

1. BANG O Y，LEE M J，RYOO S，et al. Patent foramen ovale and stroke-current status[J]. Journal of Stroke，2015，17（3）：229-237.

2. IOANNIDIS S G，MITSIAS P D. Patent foramen ovale in cryptogenic ischemic stroke：direct cause，risk factor，or incidental finding?[J]. Frontiers in Neurology，2020，11：567.

病例 84　脊髓前动脉综合征

男性，35 岁，入院前 1 天无明显诱因下出现头晕，伴有视物旋转，与体位改变有关，无肢体无力。入院后当天下午 4 点出现腹胀、排尿困难。5 点患者跌倒，伴有颈痛，其后迅速出现左侧肢体无力，当时查左上肢肌力Ⅲ级，左下肢难以摆位。脊髓动脉造影：左侧椎动脉 V_2 段夹层。

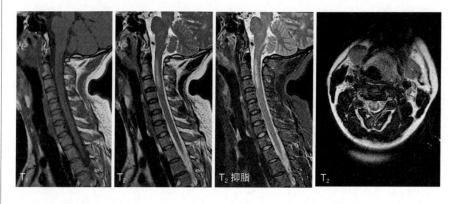

T_1　　　T_2　　　T_2 抑脂　　　T_2

影像学表现：

MRI：颈髓前部长条片样异常信号，病灶平直（笔杆征），呈 T_1WI 低信号，T_2WI 高信号。横断面可见累及脊髓前角为主（蛇眼征）。

临床诊断：脊髓前动脉综合征（spinalanterior artery syndrome）。

疾病介绍和影像学特点：脊髓前动脉综合征是由脊髓前动脉血供不足导致相应供血脊髓区域出现缺血性损伤的病症。该综合征的症状包括肢体麻痹或截瘫、痛觉和温度觉障碍及直肠括约肌功能障碍。

笔记

脊髓前动脉综合征可由任何导致脊髓前动脉血流减少的原因引发。脊髓前动脉主要供应脊髓的前 2/3 部分，当该区域血流受阻时，可能导致梗死，形成该综合征。最常见的病因为主动脉病变和动脉粥样硬化性疾病。相比之下，脊髓后动脉供血的后索和后角通常保持无损，因此深感觉通常得以保留。

　　诊断脊髓前动脉梗死，病史很重要，常急性起病、迅速进展，症状在数分钟、数小时或数日内迅速达到顶峰。症状包括迅速出现的肢体瘫痪、分离性感觉障碍（即障碍部位以下的痛觉及温度觉丧失，但深感觉保留）、早期出现的膀胱直肠功能障碍（如尿潴留、尿失禁），以及病变水平急性剧烈的疼痛和麻木感、束带感。

　　MRI 被视为诊断脊髓前动脉综合征的金标准检查手段，尽管在最初的 24 小时内结果可能为阴性。MRI 显示病变以累及脊髓前部和中央为主，矢状面 T_2WI 表现为"铅笔征"高信号，垂直延伸，涉及多个脊髓水平；横断面典型时多个层面可见前角两个亮点，称"蛇眼征或鹰眼征"，均和病灶分布相关。为了鉴别多发性硬化、感染或炎症性疾病，腰椎穿刺和脑脊液化验也是有益的。

　　目前尚无有效预防方法来防止脊髓前动脉综合征的发生。在临床治疗方面，原则与脑梗死相似，主要以综合治疗为主。治疗措施包括使用改善血液循环的药物以增加缺血区域血液供应，利用脱水剂来消除脊髓水肿，并采取其他神经保护治疗措施。辅助治疗手段包括针灸、康复训练等。

　　关键点：脊髓前部，笔杆征 / 蛇眼征。

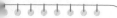
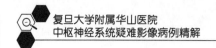
参考文献

1.　YADAV N，PENDHARKAR H，KULKARNI G B. Spinal cord infarction：clinical and radiological features[J]. J Stroke Cerebrovasc Dis，2018，27（10）：2810-2821.

2.　KOBAYASHI M. The utility of diffusion-weighted imaging in patients with spinal cord infarction：difference from the findings of neuromyelitis optica spectrum disorder[J]. BMC Neurol，2022，22（1）：382.

病例 85　特鲁索综合征

女性，76岁。胆管癌病史，突发失语及左侧肢体无力。查体：左上肢肌力Ⅱ级，左下肢肌力Ⅲ级，双下肢皮肤见散在瘀斑。实验室检查：D-二聚体2.08 mg/L。

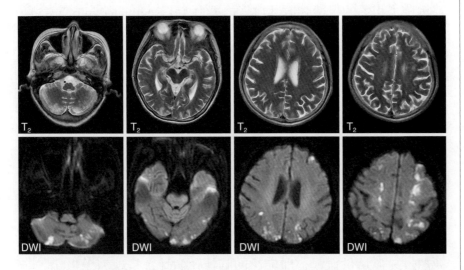

影像学表现：

MRI：双侧小脑半球、颞枕叶、额顶叶半卵圆区多发小斑片状病灶，T_2WI及DWI高信号，后者为著。

临床诊断： 特鲁索综合征（Trousseau syndrome）。

疾病介绍和影像学特点： 特鲁索综合征是一种与恶性肿瘤相关的副肿瘤综合征，也称为癌症相关血栓病（cancer-associated thrombosis）或游走性血栓性静脉炎（migratory venous thrombophlebitis）。该综合征的发病机制较为复杂，尚不完全明确，涉及多种内外源性因素。组织学上，产生黏蛋白的腺癌，如胃癌、肺癌、胰腺癌和卵巢癌，更容易引发特鲁索综合征。

本病最常见于消化道或胆道、胰腺癌症患者，高凝状态使其血栓栓塞发生率高于非癌症患者 4 ~ 7 倍。主要表现为患者在癌症生长过程中由于凝血和纤维蛋白溶解机制异常而发生的自发性、反复发作、游走性的动静脉血栓栓塞事件。特鲁索综合征的常见临床表现包括深静脉血栓形成、肺栓塞，以及与非细菌性血栓性心内膜炎相关的慢性弥散性血管内凝血（disseminated intravascular coagulation，DIC）和动脉血栓形成。

急性脑梗死也是该综合征的一种表现形式，往往在临床中容易被忽视。在高凝状态下，颅内动脉微小血栓形成和 DIC 容易发生。非细菌性血栓性心内膜炎的赘生物小而易脱落，因此微小栓子容易随血液循环栓塞颅内动脉小分支。这两种因素导致特鲁索综合征患者急性梗死灶数目较多，累及血管区域更广泛。

脑内特征影像为三流域征（three-territory sign），即急性脑梗死超过三流域供血区，即广泛的脑梗死病灶，呈现为无强化、非环形、聚集成团或单一部位的 DWI 高信号。病灶主要以小梗死灶为主，大面积梗死相对较少。

本例有消化道肿瘤病史及凝血指标异常，MRI 可见双侧内分水岭、枕叶、小脑半球多发急性梗死（双侧、前后循环，累及超过三个流域），符合诊断。

治疗策略和经典非肿瘤相关多发脑梗死不同。特鲁索综合征的治疗首选抗凝，通常使用低分子肝素，并积极治疗原发肿瘤。抗血小板治疗对该病的效果有限。该综合征的预后相对较差，早期神经功能恶化率高，血栓事件复发率和病死率也较高。

关键点：体部肿瘤病史，尤其消化系统肿瘤。

参考文献

1. FINELLI P F, NOUH A. Three-territory DWI acute infarcts: diagnostic value in cancer-associated hypercoagulation stroke（Trousseau syndrome）[J]. AJNR Am J Neuroradiol, 2016, 37（11）: 2033-2036.

2. BAO L, ZHANG S, GONG X, et al. Trousseau syndrome related cerebral infarction: clinical manifestations, laboratory findings and radiological features[J]. J Stroke Cerebrovasc Dis, 2020, 29（9）: 104891.

病例 86 常染色体显性遗传脑动脉病伴皮质下梗死及白质脑病（CADASIL）

女性，37 岁，右侧肢体突发无力，*Notch3* 基因突变。

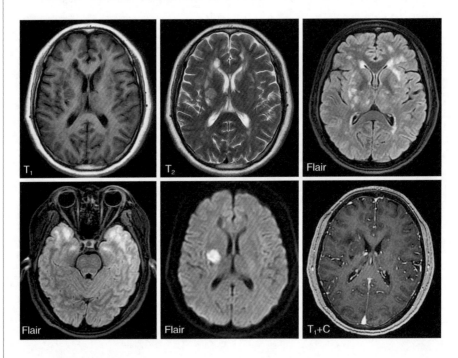

影像学表现：

MRI：双侧额颞叶、基底节区、丘脑多发病灶，小斑片状，T_1WI 低信号、T_2WI 高信号，Flair 高信号，双侧颞极及外囊近对称 Flair 高信号；右侧基底节区病灶 DWI 高信号，增强扫描后病灶均未见异常强化。

临床诊断： 皮质下梗死伴白质脑病的常染色体显性遗传性脑

动脉病（cerebral autosomal dominant arteriopathy with subcortical infarcts and leukoencephalopathy，CADASIL）。

疾病介绍和影像学特点：CADASIL 于 1993 年被命名，是一种由 *Notch3* 基因突变而形成的单基因遗传性脑小血管病。Notch3 主要表达于血管平滑肌细胞以及血管周细胞，对血管平滑肌细胞的成熟和分化起着重要的作用。CADASIL 患者 *Notch3* 基因突变影响受体蛋白与配体之间的相互作用，会导致异常的蛋白质多聚化增加，血管平滑肌细胞成熟和分化异常，导致脑小动脉壁增厚，继发一系列脑实质病理改变及临床表现。

本病通常表现为无明显诱因下的非动脉硬化性，非淀粉样变性脑血管病。患者通常中年起病，表现为反复发作、进行性加重性缺血性卒中，伴认知功能减退和情绪障碍，病变缓慢进展。CADASIL 是一种单基因显性遗传病，因此可观察到家族性聚集发病的特征。

MRI 是 CADASIL 诊断的关键。MRI 上最早和最常见的改变为白质高信号，表现为双侧大脑半球皮层下、半卵圆中心、侧脑室周围广泛、多发、对称或不对称分布的点片状或弥漫性白质信号异常。其中又以双侧颞极高信号最有特征性。另外，由于卒中的反复发作和不等量出血，MRI 上常见多发、同时存在的新鲜、陈旧梗死灶和脑内多发点状出血或含铁血黄素沉积。

关键点：颞极受累。

参考文献

1. DI DONATO I，BIANCHI S，DE STEFANO N，et al. Cerebral Autosomal Dominant Arteriopathy with Subcortical Infarcts and Leukoencephalopathy （CADASIL）as a model of small vessel disease：update on clinical，diagnostic，and management aspects[J]. BMC Medicine，2017，15（1）：41.

2. LOCATELLI M，PADOVANI A，PEZZINI A. Pathophysiological mechanisms and potential therapeutic targets in Cerebral Autosomal Dominant Arteriopathy With Subcortical Infarcts and Leukoencephalopathy（CADASIL）[J]. Front Pharmacol，2020，11：321.

病例 87　硬脊膜动静脉瘘（1）

女性，65 岁，1 年前无明显诱因下出现腰背部疼痛，间歇性刺痛，活动时疼痛明显加剧，休息后症状缓解。

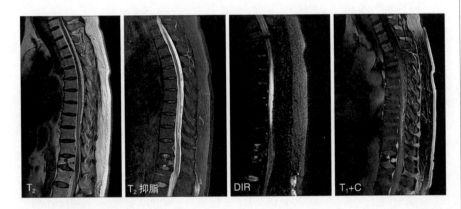

影像学表现：

1. MRI：胸 6 ～ 11 椎体水平脊髓内 T_2WI 高信号，周围可见多发迂曲低信号影，增强扫描后可见脊髓散在强化，邻近多发断续、线样强化。

2. DIR：脊髓长节段明显高信号。

DSA 诊断：硬脊膜动静脉瘘（spinal dural arteriovenous fistula，SDAVF）。

疾病介绍和影像学特点：SDAVF 是最常见的脊髓血管畸形，约占所有此类病变的 70%。SDAVF 多发于 50 ～ 60 岁人群，男性比女性更常见。研究显示，近 60% 的 SDAVF 是先天性的，其余可能与外伤或手术有关。

SDAVF 患者硬脊膜存在供血动脉和引流静脉之间的瘘口压力

笔记

差，导致脊髓内的动静脉压力梯度紊乱，如静脉高压或脊髓充血水肿，最终引起脊髓缺血坏死。血管扩张破裂可能导致髓内出血或蛛网膜下腔出血。该病发病隐匿，症状逐年进展加重。常见的临床表现包括神经根分布区的进行性疼痛、下肢无力或感觉改变，还可能出现括约肌功能障碍。随着时间延长，本病症状可自发缓解，波动性加重。

MRI 是首选的检查手段，其特征性表现包括：①多个节段脊髓肿大增粗，T_1WI 显示髓内低或等信号，T_2WI 显示高信号或不均匀信号，提示脊髓淤血水肿；② T_2WI 显示脊髓表面"串珠样""虫蚀样"血管流空影；③增强扫描显示脊髓内不规则强化影及脊髓表面迂曲血管影。

DSA 检查是诊断 SDAVF 的金标准，可明确瘘口位置及供血动脉和引流静脉等情况。

该病的治疗目的是封闭瘘口，解除静脉高压。治疗手段包括手术切断和介入栓塞瘘口。手术治疗创伤较大，但瘘口闭塞率高，复发率低；介入栓塞治疗创伤较小，但复发率较高。

关键点：长节段脊髓水肿＋脊髓表面迂曲血管影。

参考文献

1. TAKAI K. Spinal arteriovenous shunts：angioarchitecture and historical changes in classification[J]. Neurologia Medico-Chirurgica，2017，57（7）：356-365.

2. YANG H K，LEE J W，JO S E，et al. MRI findings of spinal arteriovenous fistulas：focusing on localisation of fistulas and differentiation between spinal dural and perimedullary arteriovenous fistulas[J]. Clin Radiol，2016，71（4）：381-388.

病例 88 硬脊膜动静脉瘘（2）

男性，72 岁，2 年前拟诊腰椎间盘突出行腰椎间盘内固定术。术后恢复不佳，自述双下肢麻木，持续跛行，行走不稳，症状逐渐加重。近期激素冲击治疗后，大小便失禁。

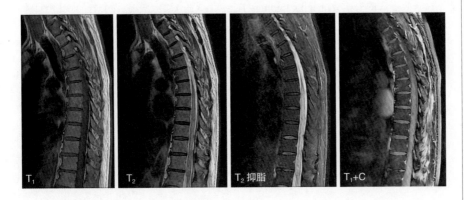

影像学表现：

MRI： 自胸 6 椎体水平起脊髓长节段不规则增粗、呈弥漫 T_1WI 低信号、T_2WI 高信号。T_2WI 髓周可见线样低信号，增强扫描后可见断续、线样强化。

DSA 诊断： 硬脊膜动静脉瘘（spinal dural arteriovenous fistula，SDAVF）。

疾病介绍和影像学特点： SDAVF 是指脊髓的硬膜上动脉和静脉之间异常连接，导致脊髓内静脉回流障碍，脊髓内继发水肿、梗死、出血。MRI 表现长节段脊髓内 T_2WI 高信号，脊髓可不规则增粗。

特征诊断线索是髓周可见多发迂曲细小血管影（T_2WI 流空影

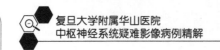

及点、线样低信号，增强为点、线样高信号）。本病常亚急性起病、缓慢进展，激素使用后加重。

关键点：脊髓周围流空信号影。

参考文献

1. FOX S，HNENNY L，AHMED U，et al. Spinal dural arteriovenous fistula：a case series and review of imaging findings[J]. Spinal Cord Ser Cases，2017，3：17024.

2. SHIMIZU K，TAKEDA M，MITSUHARA T，et al. Asymptomatic spinal dural arteriovenous fistula：case series and systematic review[J]. J Neurosurg Spine，2019，31（5）：733-741.

病例 89　硬脑膜动静脉瘘（1）

女性，55 岁，走路不稳，多次自行走路中摔倒病史。

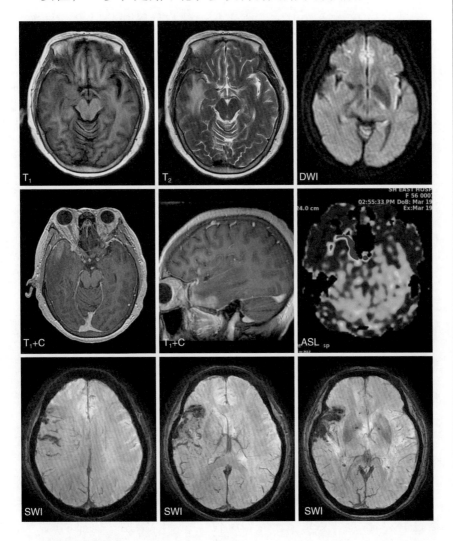

影像学表现：

1. MRI：右侧颞叶片状 T_1WI 低信号、T_2WI 高信号，DWI 显示右侧颞叶边缘低信号，增强扫描后右侧颞叶沿皮层呈脑回样强化。

2. ASL：显示右侧颞叶皮层高灌注；SWI 显示右侧额颞顶叶多发迂曲增粗血管影及出血改变。

DSA 诊断：硬脑膜动静脉瘘（dural arteriovenous fistula，DAVF）。

疾病介绍和影像学特点：DAVF 是指动脉和静脉之间存在的异常直接连接，通常由单条或多条动脉与静脉或静脉窦异常连通形成，可能有单个或多个瘘口。与动静脉畸形不同，DAVF 没有核心（nidus）。DAVF 可以是先天性或后天性（如由创伤引起）。先天性 DAVF 通常在儿童期出现症状，可能与大脑血管胚胎发育异常有关，但具体的病理机制尚需进一步研究。

动静脉瘘患者可能无症状，但更常见的临床表现包括颅内压增高、癫痫、脑出血、神经功能缺陷等。动静脉直接交通导致静脉高压，是硬膜动静脉瘘患者头痛的主要原因。

CT 和 MRI 可以显示动静脉瘘的特征性表现，如脑实质内弥散分布的增粗血管影，且无畸形血管团表现。部分还可能显示受累增粗的静脉，或在蛛网膜下腔显示扩张的静脉球与脑内扩张血管相连，伴随脑水肿、静脉性脑梗死、静脉窦血栓、脑实质出血、蛛网膜下腔出血、硬膜下血肿等改变。

实践中常见为 DAVF 本身在 CT 或 MRI 上没有明显显示，更多见为继发脑实质内静脉回流障碍所致影像，类似静脉脑梗死。

动静脉瘘的治疗原则是完全栓塞瘘口，同时保留引流静脉。通过 DSA 检查，可以了解瘘口部位、大小、类型、供血动脉、引流静脉及颅内盗血情况，并测量动静脉瘘的血流速度和压力变化。血管内介入治疗目前已成为动静脉瘘的首选方法，包括使用球囊、弹簧圈、Onyx 胶水等。介入治疗可以分阶段进行，以减少高流量血流变化带来的颅内灌注压力突变，从而降低术后出血的风险。

本例 SWI 显示多发迂曲增粗血管，脑实质内病变符合脑梗死，均提示 DAVF 诊断。

关键点：SWI 显示增粗、迂曲血管。

参考文献

1. REYNOLDS M R, LANZINO G, ZIPFEL G J. Intracranial dural arteriovenous fistulae[J]. Stroke, 2017, 48（5）: 1424-1431.

2. GONZÁLEZ S B, BUSQUETS J C, FIGUEIRAS R G, et al. Imaging arteriovenous fistulas[J]. AJR Am J Roentgenol, 2009, 193（5）: 1425-1433.

病例 90 硬脑膜动静脉瘘（2）

女性，70 岁，被家人发现对答异常 5 小时。

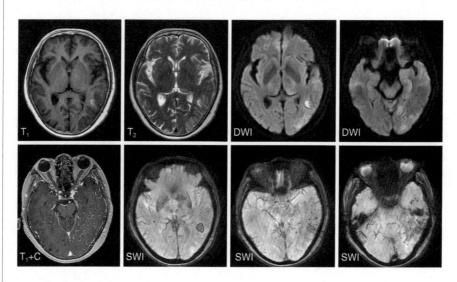

影像学表现：

1. MRI：左侧颞顶叶大片信号异常，病灶大部分呈 T_1WI 低、T_2WI 及 DWI 高信号，内部少许 T_1WI 高信号。左侧丘脑小片类似改变。增强扫描后左侧颞枕叶区域多发迂曲小血管强化影。

2. SWI：左侧颞叶环形低信号（出血），左侧颞枕叶多发斑点状及线样低信号。

DSA 诊断：硬脑膜动静脉瘘（dural arteriovenous fistula，DAVF）。

疾病介绍和影像学特点：如前例所述，DAVF 本身需靠 DSA 显示。本例左侧丘脑及颞枕叶脑实质病变累及皮层为主，伴灶性出血，符合脑梗死。增强扫描可见多发迂曲小血管强化影，SWI 进一步提示类似改变（多发低信号：小出血灶及血管影），因此

MRI 考虑 DAVF 可能，经 DSA 证实。

关键点：增强后多发线样强化血管影。

参考文献

1. CASCIO RIZZO A，BONAFFINI N，BOVE R，et al. Clinical reasoning：rapidly progressive thalamic dementia[J]. Neurology，2021，96（5）：e809-e813.

2. GANDHI D，CHEN J，PEARL M，et al. Intracranial dural arteriovenous fistulas：classification，imaging findings，and treatment[J]. AJNR Am J Neuroradiol，2012，33（6）：1007-1013.

病例 91　硬脑膜动静脉瘘（3）

　　男性，66 岁，2018 年头部左侧带状疱疹，1 个月左右痊愈；一年后搬重物后晕倒 1 次；又 1 年后有喝水无法下咽，胃肠不舒服，右侧颈部针刺阵痛。走路慢、不稳，记忆力下降。

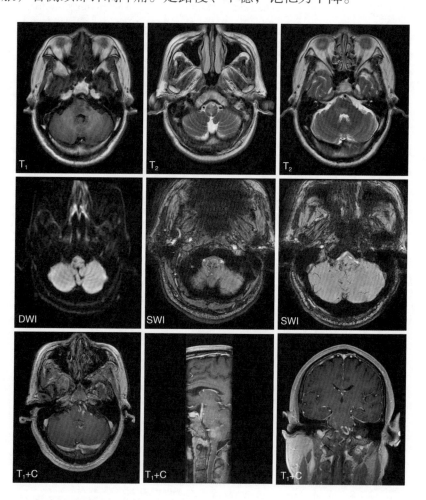

影像学表现：

　　1. MRI：延髓及脑桥异常信号，T_1WI 低信号、T_2WI 高信号，

DWI 局部低信号，增强扫描后可见不均匀强化，周围多发迂曲线样强化影（血管影）。

2. SWI：显示延髓及近右侧桥臂区多发低信号（血管及出血）。

临床诊断： 硬脑膜动静脉瘘（dural arteriovenous fistula，DAVF）。

疾病介绍和影像学特点： 延髓弥漫 T_2WI 高信号中，有两侧近对称条状或线状 1 个或数个等信号区（不受累及 – 回避现象），使得延髓高信号类似羽毛状，是提示 DAVF 的 MRI 特异性征象之一。SWI 显示病灶内出血及低信号血管影，增强扫描后多发迂曲血管强化，均对诊断有提示价值。

关键点： 延髓特殊类型高信号（羽毛征）。

参考文献

1. COPELAN A Z, KRISHNAN A, MARIN H, et al. Dural arteriovenous fistulas：a characteristic pattern of edema and enhancement of the medulla on MRI[J]. AJNR Am J Neuroradiol，2018，39（2）：238-244.

2. PRAKKAMAKUL S, SCHAEFER P, GONZALEZ G, et al. MRI patterns of isolated lesions in the medulla oblongata[J]. J Neuroimaging，2017，27（1）：135-143.

病例 92　脑桥毛细血管扩张症

女性，57 岁，胸闷，拟行冠状动脉 DSA，术前检查发现脑桥病灶，无不适主诉。

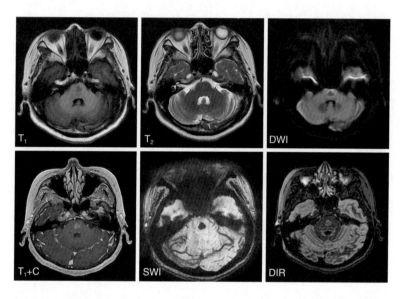

影像学表现：

1. MRI：脑桥中央见小片状 T_1WI 低信号、T_2WI 稍高信号影，DWI 低信号，增强扫描后呈明显、均匀强化结节，病灶左上方见细小血管与病灶相连。

2. SWI 呈明显低信号，DIR 呈稍高信号。

临床诊断：脑桥毛细血管扩张症（capillary telangiectasia of the pons）。

疾病介绍和影像学特点：脑毛细血管扩张症是一种由小而扩张的毛细血管簇组成的脑血管畸形，这些毛细血管仅由单层内皮细胞构成，缺乏血管平滑肌和弹性纤维成分，中间夹杂正常的脑实质。文献报道，该病在尸检中的发现率为 0.4%，占 4 种颅内血管畸形（包括动静脉畸形、海绵状血管瘤和静脉异常）的 4% ～ 20%。

绝大多数脑毛细血管扩张症患者没有症状，血管簇体积较小，从几毫米到几厘米不等。通常在脑 MRI 检查中偶然发现，最常见于中老年人。研究表明，如果病变大于 1 cm，相关症状的发生率增加。常见症状包括头痛、听力丧失、耳鸣、眩晕、共济失调、视觉障碍、口齿不清、短暂失语、感觉异常、渐进性痉挛性截瘫、癫痫、颅神经或神经核瘫痪和出血。损伤机制可能与出血、病变直接压迫相邻脑实质，或局部低灌注和缺氧性脑损伤有关。

脑毛细血管扩张症目前被认为是先天性畸形，但最近一些研究提出这些畸形可能是后天获得的，这或许可以解释为何这些病变在儿童中较少见。

病灶好发于脑桥，但也常见于延髓、尾状核、大脑、小脑半球及脊髓。毛细血管扩张症通常是孤立的，但在遗传性出血性毛细血管扩张症、共济失调毛细血管扩张症和韦伯综合征中可能是多发的，或与脑血管意外和其他静脉异常有关。

该病诊断主要依赖影像学检查，尤其是薄层增强 MRI。病变在 T_1WI 图像上呈轻度低信号或等信号，在 T_2WI 图像上呈轻度高信号，在 T_1WI 增强图像上可见点状或结节状增强。由于病变体积小，血管内血流缓慢，DSA 及 CT 检查通常难以发现。

SWI 和增强 MRI 特征明显，如脑桥内 SWI 明显低信号灶，增强扫描后明显实性强化，并可见细小血管与其相连，无占位效

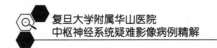

应，强化灶周围无水肿。

该病的鉴别诊断在很大程度上取决于病变的位置，需与胶质瘤、淋巴瘤、亚急性梗死、活动性脱髓鞘或急性炎症过程鉴别。

由于病变常发生于脑桥、中脑或基底节，明确组织学诊断风险较高。通常无需特殊治疗，可定期每年随访影像学，以确保病变稳定。

关键点：脑桥中央强化结节，有血管相连，SWI 低信号。

参考文献

1. CHAUDHRY U S，DE BRUIN D E，POLICENI B A. Susceptibility-weighted MR imaging：a better technique in the detection of capillary telangiectasia compared with T2* gradient-echo[J]. AJNR Am J Neuroradiol，2014，35（12）：2302-2305.

2. ORGUN L T，ARHAN E，AYDIN K，et al. Symptomatic capillary telangiectasia of the pons：three pediatric cases diagnosed by suspectibility-weighted imaging[J]. Childs Nerv Syst，2016，32（11）：2261-2264.

病例 93　脑发育性静脉变异

男性，36 岁，右眼斜视多年，无其他不适主诉，DSA 诊断 DVA。

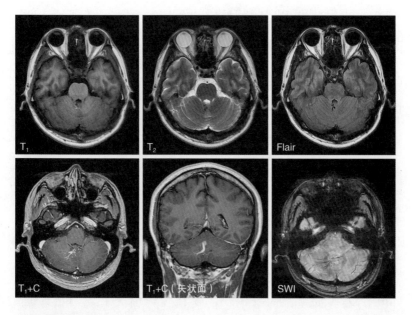

影像学表现：

1. MRI：小脑蚓部及右侧小脑半球见迂曲异常信号，T_1WI 高低混杂信号、T_2WI 低信号影，Flair 低信号。增强扫描后见放射状明显、均匀线状强化影，矢状面见一根较粗强化血管影，即"海蛇头"样表现。

2. SWI：放射状低信号线影。

临床诊断： 发育性静脉变异（developmental venous anomaly，DVA）。

疾病介绍和影像学特点： DVA 也称为静脉畸形，是一种颅内

笔记

常见的血管解剖变异，通常被认为是一种良性的血管发育异常。这种变异是由于在胚胎期间脑静脉系统的发育停滞，导致静脉结构保留在胚胎时期的形态，形成了一种特殊的引流模式。在这种模式中，多条小的静脉汇集成较大的集合静脉，最终汇入主要的静脉系统。

DVA 的发现可以追溯到 20 世纪 60 年代，但直到 1986 年，法国神经放射学家 Pierre Lasjaunias 等对其进行了详细描述，并正式命名为 DVA。与其他类型的血管畸形不同，DVA 通常不会引起病理性改变，而是作为一种血管的代偿性变异存在。病理学检查通常显示，DVA 由壁厚的静脉组成，这些静脉缺乏弹性纤维，且不伴有动脉 - 静脉的直接交通。在影像学上，DVA 的特征性表现为 1 条或多条扩张的髓静脉汇入一个较粗大的集合静脉。

大多数 DVA 患者无明显临床症状，但在少数情况下，可能会出现头痛、癫痫发作或者由于局部出血引起的神经功能障碍。尽管如此，DVA 通常不需要治疗，仅在特殊情况下，如与其他血管畸形共存时，才可能需要进一步的治疗干预。

在诊断 DVA 时，MRI 是首选的检查方法。MRI 能够提供详细的血管结构图像，其典型的影像学特征包括：①"海蛇头"样表现，即扩张的髓静脉呈放射状分布；②常见于侧脑室额角白质或第四脑室周围白质区；③扩张的髓静脉汇集成三角形状，通过一条粗大的静脉引流入静脉窦或深部室管膜静脉。

CT 在未增强扫描时通常不会显示 DVA。但在增强扫描后，可以观察到脑实质内的点状或线样强化，这些增强区域指向扩张的集合静脉干，而其周围通常不伴有脑实质水肿或占位效应。

MRI 的表现与 CT 相似，但可以提供更多细节。在 T_1 上，DVA 通常表现为低信号，而在 T_2WI 像上则呈现为高信号，尽管也有少数情况下表现为低信号。在增强扫描后，DVA 呈现为典型的放射状或蜘蛛网样结构，而在动态增强 MRI 上通常不会显示出明显的强化。

脑血管造影是另一种可以用来诊断 DVA 的方法，尽管它不如 MRI 常用。在静脉期，可以观察到数条扩张的髓静脉成扇形汇集到一条扩张的中央静脉干，形成"水母头"样结构。这些静脉最终向浅静脉系统、深静脉系统或硬脑膜窦引流。在脑血管造影中，不会观察到异常的动静脉短路现象，动脉期和脑血流循环时间均正常。

关键点：海蛇头样强化血管影，部分 DVA 可以引起症状。

参考文献

1. AOKI R，SRIVATANAKUL K. Developmental venous anomaly：benign or not benign[J]. Neurol Med Chir（Tokyo），2016，56（9）：534-543.

2. YU X G，WU C，ZHANG H，et al. The management of symptomatic cerebral developmental venous anomalies：a clinical experience of 43 cases[J]. Med Sci Monit，2016，22：4198-4204.

病例 94　烟雾病

女性，25 岁，近期头晕频繁。

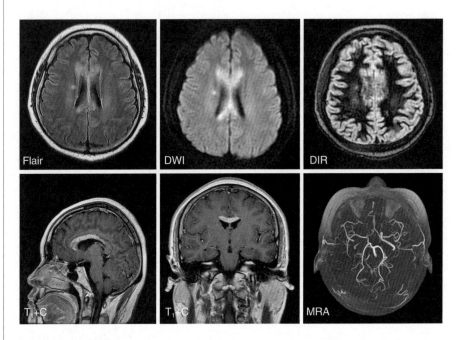

影像学表现：

1. MRI：累及全部胼胝体（膝部、体、压部）的 Flair 高信号影，DWI 高信号，DIR 混杂略高信号，增强扫描后明显、欠均匀强化。

2. MRA：双侧颈内动脉未显示，大脑中动脉纤细。

DSA 诊断：烟雾病（moyamoya disease）。

疾病介绍和影像学特点：烟雾病是一种慢性闭塞性脑血管疾病，表现为双侧颈内动脉（ICA）末端自发性进展性闭塞伴颅底异常血管网形成，这种颅底异常血管网在脑血管造影上形似

"烟雾"，1969 年日本学者 Suzuki 和 Takaku 将该疾病命名为"烟雾病"。 近年来，部分研究开始使用"烟雾血管病（moyamoya vasculo-pathy，MMV）"的概念。这一概念是指存在烟雾病影像学特征的一类疾病，包含了烟雾病和烟雾综合征，往往用于讨论两者的共性问题，如发病机制、生物学标志物、临床干预及预后等。

原发性烟雾病表现为动脉远端的无炎性内膜增厚，病因尚未完全明确。继发性烟雾病，或称"烟雾综合征"，是指血管造影上有烟雾病样表现，同时合并各种全身性疾病，如自身免疫性疾病、马方综合征等。

烟雾病具有明显的区域和民族特征，在亚洲的发病率高于其他区域。目前研究发现 RNF213 编码的一种 E3 泛素连接酶，是东亚人群烟雾病的主要易感基因。烟雾病一般分为缺血型和出血型，临床症状与发病年龄相关，且多可以表现为从短暂性脑缺血发作到持续性神经功能缺损，如运动障碍、言语障碍、感觉障碍和意识障碍、癫痫等。青少年型烟雾病通常表现为缺血性梗死；而成人型烟雾病的典型表现是基底节区、脑室内或蛛网膜下腔出血。

DSA 是诊断烟雾病的金标准，不仅可以评估颈内动脉末端狭窄的严重程度，还可以评估颈外动脉和后循环的代偿程度。Suzuki 等根据 DSA 表现，将烟雾病的病程分为 6 个阶段：①颈内动脉分叉段狭窄，通常为双侧性，仅见颈内动脉末端和（或）大脑前、中动脉起始段狭窄；②颅底异常血管网形成；③颅底烟雾状血管更明显，大脑前、中动脉进一步狭窄或闭塞；④随病程进展，烟雾状血管开始减少，经颈外动脉代偿供血增加；⑤第 4 阶

笔记

段进一步进展；⑥颅内主要动脉完全消失，颅底异常血管网亦消失，此时大脑主要依靠颈外动脉代偿供血。

烟雾病的其他影像学检查包括 CT 和 MRI，CT 血管成像（CTA）或磁共振血管成像（MRA）逐渐成为烟雾病筛查和评估的主要方法。MRA 或者 CTA 上通常可显示颈内动脉的狭窄闭塞，有时也可见纤细的烟雾状代偿血管，CTP 则可以评估脑血流灌注情况。在病程后期，烟雾病患者 MRI 增强扫描或 Flair 序列上有时可观察到沿柔脑膜分布的点状或线样强化信号影，因类似爬行在石头上的常春藤而命名为常"常春藤征"，系颈内动脉闭塞后颈外动脉及椎 – 基底动脉系统参与代偿性供血的侧支循环血管。MRI 的高级序列，如 SWI 和时间飞跃法磁共振血管成像（TOF-MRA）可特异地检测烟雾病的出血点，有助于评估和预防再出血。fMRI 可评价患者接受脑血流重建术前、术后脑血管反应性和灌注变化，包括脑血流、侧支血流和吻合部位通畅性。

近年来对烟雾病的研究聚焦于通过使用多模态图像融合技术，并结合脑电图和神经影像学量表等手段来联合评估烟雾病患者的血流储备情况和出血危险因素，并对手术治疗的个体风险进行分层。

胼胝体接受大脑前动脉系统、前交通和大脑后动脉系统多支供血，梗死不常见。与其他脑梗死部位相比，胼胝体梗死常缓慢起病及进展，缺乏特异性定位症状或体征。MRI 表现和其他炎症或肿瘤也易于混淆。

本例 MRA 提示烟雾病，没有免疫病等基础疾病病史，更符合烟雾病及继发梗死。

关键点：MRA 无创初步诊断。

参考文献

1. MILETIĆ V，MARTINEZ I，JOVANOVIĆ I. Marchiafava-Bignami disease-like corpus callosum lesions due to moyamoya disease[J]. Neurol Sci，2021，42（3）：1161-1164.

2. KASOW D L，DESTIANS，BRAUN C，et al. Corpus callosum infarcts with atypical clinical and radiologic presentations[J]. AJNR Am J Neuroradiol，2000，21（10）：1876-1880.

病例 95 　放疗诱发多发脑微出血

女性，22 岁，生殖细胞瘤放疗后 11 年，无不适主诉，常规复查 MRI。

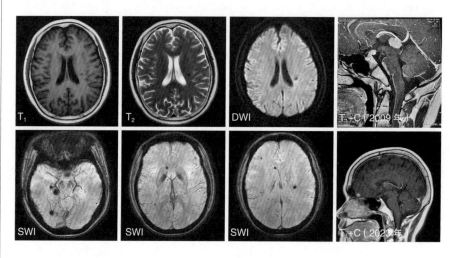

影像学表现：

1. MRI：左侧脑室旁点状 T_1WI 低信号、T_2WI 高信号、DWI 低信号影；2009 年发病时表现为松果体区和鞍区肿块影，明显强化（典型双灶生殖细胞瘤影像）。

2. SWI：双侧额颞顶枕叶多发、斑点状及结节状低信号，大小不等。

临床诊断：放疗诱发多发脑微出血（radiotherapy-induced cerebral microbleed）。

疾病介绍和影像学特点：放射治疗（radiation therapy，RT）在过去几十年中，已经成为治疗脑肿瘤和面部肿瘤的一项重要非手术治疗手段。它在局部 CNS 疾病的治疗及提高癌症患者的总体生存率方面，发挥了不可或缺的作用。除了用于肿瘤治疗，放射治疗还广泛应用于缓解某些功能性障碍，如三叉神经痛、治疗动静脉畸形等。放射治疗的核心目标是将放射线精确地传递到病变组织，同时尽可能减少对周围正常组织的影响。随着技术的不断进步，现代放射治疗的精确度已经大大提高，但即便如此，放射线对周围正常组织的损伤和随之而来的不良反应仍然是治疗中不可忽视的问题。

颅脑放疗后可以诱发各种脑损伤，严重的如放射性坏死，或轻者无症状、但可以被 MRI 等检测到脑内异常。放射治疗后引起的血管病变是这些不良反应中的一种，它主要是由于放射线对血管造成的损伤。这种损伤可能导致血管狭窄、闭塞，甚至是脑出血和动脉瘤的形成。在成人和儿童接受放疗后，这些血管相关的并发症已被频繁观察到。

其中，放疗诱发的脑血管损伤可分为两种类型：大动脉损伤和毛细血管扩张（或称为隐匿性血管畸形）。或者毛细血管扩张常伴有微量出血和（或）海绵状畸形混合存在。由于这些病变微小，在常规 MRI 难以明确区分，SWI 可检测到明显低信号，常通称为放疗诱发脑微出血。文献报道微出血和照射剂量相关，发生率约50%，最早可见于放疗后 3 个月。

放疗诱发的脑微出血（cerebral microbleed，CMB）是一种较为特殊的现象。脑微出血是脑血管病的一种影像学表现，最早在1996 年由 Offenbacher H 等提出。它们通常是由于微小血管壁的严重损害，导致血液渗透出血管壁，在脑实质中形成含铁血黄素沉积，是一种亚临床损害。在接受放疗的患者中，尤其是照射剂量超过 30 Gy 的脑区，微出血和海绵状血管畸形的发生率较高，这些并发症的中位潜伏期通常为数年。

脑微出血可以通过 MRI 上 T_2WI 梯度回波序列（T2 star gradient-recalled echo，T2GRE）和 SWI 清晰地被检测到。这些微出血灶表现为小圆形或卵圆形、边界清晰、均质性低信号。直径通常在 2～5 mm，最大不超过 10 mm。这些病灶主要分布在大脑皮质和皮质下区，其次是基底节区、丘脑、小脑和脑干。在 T_2WI GRE 序列上，微出血会显示出一种称为"blooming effect"的放大效应，这种效应意味着在 T_2WI GRE 上显示的微量出血或含铁血黄素沉积的面积看起来比实际大。在 T_1WI 和 T_2WI 序列上，这些相应部位通常不会显示出高信号。

本例有全脑放疗病史，随访中无明显症状，但 SWI 显示脑实质内多发低信号，提示为微出血，或微出血和毛细血管扩张及海绵状血管瘤混合存在可能。

关键点：SWI 多发、大小不等低信号。

参考文献

1. TANINO T, KANASAKI Y, TAHARA T, et al. Radiation-induced microbleeds after cranial irradiation：evaluation by phase-sensitive magnetic resonance imaging with 3. 0 tesla[J]. Yonago Acta Med，2013，56（1）：7-12.

2. MORRISON M A, HESS C P, CLARKE J L, et al. Risk factors of radiotherapy-induced cerebral microbleeds and serial analysis of their size compared with white matter changes：a 7T MRI study in 113 adult patients with brain tumors[J]. J Magn Reson Imaging，2019，50（3）：868-877.

病例 96　血栓性微血管病

男性，62 岁。腰痛急诊，外科拟诊尿路结石，予止痛药后自行返回；2 天后头痛、呕吐伴意识障碍再次就诊。血小板明显降低，D- 二聚体明显升高（＞ 21 mg/L），四肢静脉无血栓，床旁超声心动图（－）。痰 NGS：单纯疱疹病毒序列数很高，真菌（1-3）-β-D 葡聚糖（＋），抗心磷脂抗体轻度升高（免疫科会诊不考虑抗心磷脂抗体综合征）。骨髓穿刺血涂片：血液科医师感觉骨髓脂肪含量高，最终骨髓穿刺结果提示造血细胞衰竭。ADAMTS13（血管性血友病因子蛋白酶 13）活性 60%。

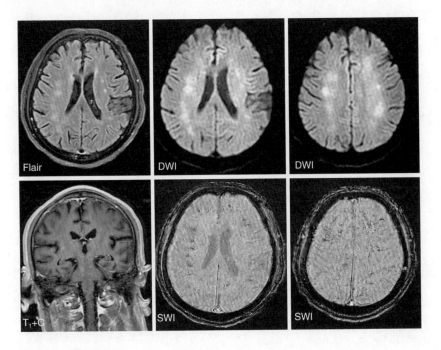

影像学表现：

1. MRI：双侧脑室旁白质内多发小斑片信号异常，T_1WI 低信号，Flair 高信号，DWI 略高信号，病灶边缘模糊，增强扫描后散在多发点状强化。

2. SWI：双侧大脑半球对应 Flair 高信号异常区域呈多发弥漫微出血表现。

临床诊断：血栓性微血管病（thrombic microangiopathy，TMA）。

疾病介绍和影像学特点：TMA 是一组具有共同病理特征的急性临床病理综合征，分为遗传性和获得性。临床主要特征为微血管病性溶血性贫血、血小板减少及微循环血栓造成的器官受损。其临床表现与 TMA 的病变范围和累及不同器官造成的功能障碍有关。病理主要表现为内皮细胞肿胀脱落、内皮下绒毛状物质沉积和血管腔内血小板聚集形成微血栓、血管腔内栓塞及红细胞碎裂等微血管系统异常。TMA 中最主要的疾病为血栓性血小板减少性紫癜（thrombotic thrombocytopenic purpura，TTP）、溶血尿毒症综合征（hemolyticuremic syndrome，HUS）与非典型性 HUS（aHUS）。但 TMA 也常与共存的疾病如感染、妊娠、自身免疫性疾病或恶性高血压等相关。这些血栓性微血管病的变体在发病机制和预后上有所不同，但由于其临床特征经常重叠，因此很难区分。

TMA 诊断主要依靠临床症状及实验室检查，典型的 TMA 可有微血管病性溶血、血小板减少性紫癜、神经系统异常、肾脏损害和发热的五联征。严重者发生颅内出血时，可有大脑及小脑多发性小梗死灶及点状出血，在 SWI 序列上表现为脑实质内广泛分布的明显低信号。

MRI 检测到脑内弥漫或多发出血（包括蛛网膜下腔出血、微

出血或多发血肿），对诊断有提示价值，诊断需结合病史及实验室
检查综合分析。

关键点：SWI 弥漫出血。

参考文献

1. MCFARLANE P A，BITZAN M，BROOME C，et al. Making the correct diagnosis in thrombotic microangiopathy：a narrative review[J]. Can J Kidney Health Dis，2021，8：20543581211008707.

2. ELLCHUK T N，SHAH L M，HEWLETTR H. Suspicious neuroimaging pattern of thrombotic microangiopathy[J]. AJNR Am J Neuroradiol，2011，32（4）：734-738.

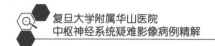
病例 97　海绵窦海绵状血管瘤

男性，50 岁。左侧眼睑下垂 2 天，自诉间断发生，可自行缓解。

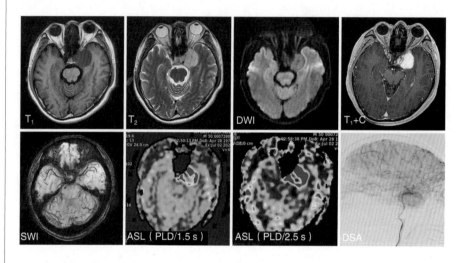

影像学表现：

1. MRI：左侧鞍旁病灶，边界清楚，T_1WI 低信号，T_2WI 稍高信号，DWI 等信号，增强扫描后明显、均匀强化。病灶包绕左侧颈内动脉海绵窦段、血管腔未见明显狭窄。

2. SWI：显示欠清（颅底伪影干扰），ASL 图像上，PLD 为 1.5 s 时边缘高灌注，PLD 为 2.5 s 时高灌注范围增大。

3. DSA：病灶内轻度染色。

病理诊断：海绵窦海绵状血管瘤（cavernous sinus hemangioma）。

疾病介绍和影像学特点：少见，占鞍旁肿块 1%，女性好发。"软"是主要特征，包括临床症状可自发缓解，T_2WI 均匀高信号。增强扫描后呈明显、均匀强化。本例病灶在 ASL 图像上呈类似肝血管瘤的"渐进性填充"表现，此征象诊断特异性尚有待进一步证实。理想手术需整块切除，因此术前提示海绵状血管瘤，对避免术中分块切除可能导致的大量出血有特殊价值。射波刀治疗效果亦佳，术前影像诊断因此有助于更好的治疗方案选择。

关键点：ASL 灌注渐进性填充。

参考文献

1. MONTOYA F，VIDAL A，SEPULVEDA F，et al. Cavernous sinus hemangioma：imaging diagnosis and surgical considerations[J]. World Neurosurg，2021，146：e30-e37.

2. BANSAL S，SURI A，SINGH M，et al. Cavernous sinus hemangioma：a fourteen year single institution experience[J]. J Clin Neurosci，2014，21（6）：968-974.

病例 98 颅骨海绵状血管瘤

女性，44 岁，发现右侧额部肿块 10 余年，进行性增大伴刺痛半年余。查体：包块不活动，伴压痛。

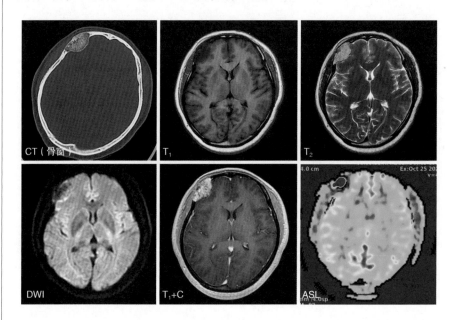

影像学表现：

1. CT：右侧额骨病灶，膨胀性生长，内部可见"日光放射状骨针样"表现。

2. MRI：右侧额骨病灶呈 T_1WI 低信号，T_2WI 等低信号、内部可见线样低信号，DWI 高低混杂信号，增强扫描后明显强化，强化不均匀。

3. ASL：高灌注。

病理诊断： 颅骨海绵状血管瘤（cavernous hemangioma of skull）。

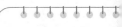

　　疾病介绍和影像学特点：原发性颅骨海绵状血管瘤可累及身体任何部位骨，最常见于脊柱，较少见于颅骨，为良性血管肿瘤。最早见于 1845 年文献报道 1 例顶骨内海绵状血管瘤。主要为颅盖骨起源，CT 骨窗呈放射状骨针表现有诊断特异性。此例 CT 表现明显，MRI 显著强化，ASL 高灌注。

　　关键点：CT 骨窗见日光放射状骨针，ASL 高灌注。

参考文献

1. BRAVO-MARTINEZ A，MARRERO-GONZALEZ A P，SULEIMAN-SULEIMAN M N，et al. Radiologic features with pathologic correlation of an unusual large intraosseous skull cavernous hemangioma[J]. Am J Case Rep，2019，20：525-530.

2. DI MUZIO B，CAMPOS A，SHAH V，et al. Skull vault hemangioma[J/OL]. Radiopaedia，2024[2024-09-12]. https：//doi. org/10. 53347/rID-34187.

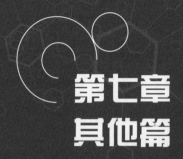

第七章
其他篇

中枢神经系统病变种类繁多，有原发于中枢神经系统的，也有全身病变伴随脑和脊髓病变，或者治疗相关的中枢神经系统改变。快速、准确识别这些少见但可能有严重后果病变的特殊影像表现，可以为临床及时识别和正确处置提供重要信息。

笔记

病例 99　扩大 V-R 间隙

女性，35 岁。头痛 10 年余，呈间断性，自行口服止痛药可缓解。

DSA 检查：颅内血管未见异常。

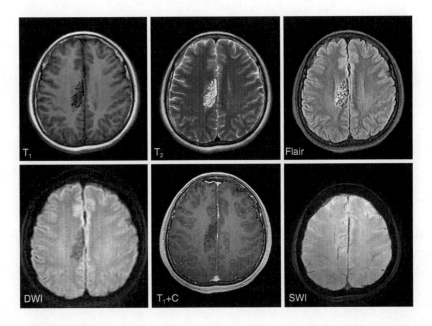

影像学表现：

1. MRI：右侧额叶扣带回可见 T_1WI 低信号、T_2WI 高信号，FlairR 低信号伴周边高信号影，DWI 低信号，增强扫描后未见强化。

2. SWI：未见异常低信号。

影像诊断：扩大 V-R 间隙（enlarged virchow-robin spaces）。

疾病介绍和影像学特点：V-R 间隙也称血管周围间隙（perivascular spaces，VRS），是围绕在脑小动脉、毛细血管和小静脉周围、充满液体的间隙。在常规 MRI 中经常可以看到围绕血管穿支的这类结构。在脑穿支血管周围最为常见。

尽管早在一个多世纪前就对其进行了描述，但围绕其解剖结构和功能仍然存在很大的不确定性和争议。血管周围间隙是正常的解剖结构，即使增大，也几乎无症状，仅在极少数情况下会引起占位效应，如导致梗阻性脑积水。有研究认为血管周围间隙数量的增加可能是神经退行性疾病（包括阿尔茨海默病和帕金森病）演进的标志，但目前它们之间的关系仍不甚明了。

显微镜下，根据不同的部位，可见其主要由单层或双层软脑膜和基底膜构成。环绕颅底血管、延伸至基底节和内囊的血管周围间隙可能直接与蛛网膜下腔相通，因此充满脑脊液，而环绕皮质下白质血管穿支的血管周围间隙仍局限于软脑膜下，仅包含间质液。

影像学可见的血管周围间隙有两种形式，一种是细长的线样区域，最常见于半卵圆中心、侧脑室前后角周围；另一种是椭圆形或囊性间隙，直径通常小于 5 mm，最常见于颅底。血管周围间隙通常微小，当扩大时可呈单囊或多囊状，特征是 MRI 各序列信号和脑脊液一致。部分 VRS 在 Flair 低信号灶周围可见高信号边（胶质增生可能）。

关键点：所有序列和游离水信号一致。

参考文献

1. KWEE R M，KWEE T C. Virchow-Robin spaces at MR imaging[J]. Radiographics，2007，27（4）：1071-1086.

2. BARKHOF F. Enlarged Virchow-Robin spaces：do they matter?[J]. J Neurol Neurosurg Psychiatry，2004，75（11）：1516-1517.

病例 100　缺氧缺血性脑病

男性，59 岁，患者行双侧腹股沟疝手术中，突发心搏骤停、呼吸骤停。

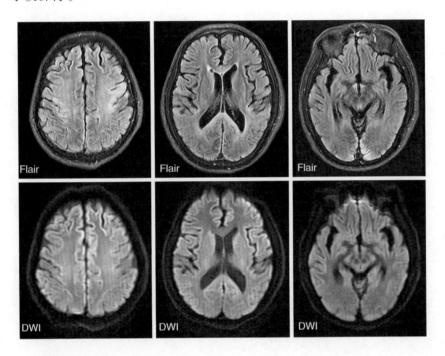

影像学表现：

MRI：中央沟前后脑回皮质及皮质下、双侧脑室旁、胼胝体膝部、压部及枕叶多发病变，近对称性，Flair 高信号，DWI 信号稍增高。

临床诊断：缺血 – 缺氧性脑病（hypoxic-ischemic encephalopathy, HIE）。

疾病介绍和影像学特点：HIE 是严重中枢神经系统因缺氧 – 缺血等严重急性不良事件引起的神经精神障碍综合征。缺氧 – 缺血性脑病由于病因不同，可分别见于新生儿组和较大儿童、成人组，后者最常见的原因是呼吸、心搏骤停，其他病因还有休克、脑血管事件、弥漫性脑动脉痉挛、严重颅内高压、癫痫持续状态和一氧化碳中毒等。

脑组织几乎完全以有氧代谢为主，因此极不耐受缺氧。脑缺氧对脑组织损害的机制主要分以下3个时相。

1.急性期损伤（＜24小时），缺氧导致脑组织细胞能量代谢障碍，直接引起脑细胞毒性水肿。

2.继发损害（1～13天），缺氧使脑组织细胞水肿，电解质紊乱，酸中毒，脑微循环受破坏，引起脑组织血管源性水肿。

3.晚发损害（14天后），在脑组织从缺氧逐渐恢复2～3周后，可因脑血管改变或弥漫性非炎性白质脱髓鞘，出现弥漫性白质脑病或基底核区域受损，症状表现为痴呆、帕金森病等。

由于大脑灰质相对于白质对缺氧更不耐受，因此急性缺氧首先累及的是大脑灰质，多发生于灰质供血动脉的分水岭处。轻中度缺氧中因为脑血流调控机制，主要损伤的是浅层皮质，以枕顶叶皮层为著。重度缺氧中脑血流调控机制丧失，深部灰质（包括丘脑、苍白球）、海马、脑干及感觉运动皮层也会被损伤。

本病发生早期仅在MRI上有细微异常，急性期后在CT和MRI上可见典型征象。急性期DWI序列最为敏感，表现为小脑半球，基底节核团或大脑皮层的DWI弥散受限。亚急性期可见对称性灰质白质区域 T_1WI 低信号，T_2WI 高信号，DWI仍可见弥散受限。慢性期可见层状 T_1WI 高信号，增强扫描可见强化，为皮层层状坏死，为变性蛋白质堆积引起。CT上亚急性期后可见弥漫性脑水肿，脑沟脑裂变窄，并可伴灰质白质边界模糊／消失。"白色小脑征"（表现为小脑与脑干相对于大脑半球的高密度征象），"假性蛛网膜下腔出血"（表现为脑实质密度低而静脉扩张淤血导致的酷似蛛网膜下腔出血的高密度影）常常提示预后不良。

DWI 总体显示优于 Flair 序列。本病受累部位与预后密切相关。分水岭区损伤、单纯深部灰质损伤或仅累及海马的损伤临床预后一般相对较好，而弥漫性大脑皮层损伤的患者预后较差，多出现昏迷、意识不清、肢体运动障碍等情况，严重者可导致死亡。

关键点：特殊病史及选择性部位累及（灰质为著）。

参考文献

1. MUTTIKKAL T J，WINTERMARK M. MRI patterns of global hypoxic-ischemic injury in adults[J]. J Neuroradiol，2013，40（3）：164-171.

2. HUANG B Y，CASTILLO M. Hypoxic-ischemic brain injury：imaging findings from birth to adulthood[J]. Radiographics，2008，28（2）：417-439.

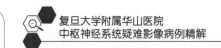

病例 101　癫痫持续状态相关脑异常

女性，40 岁，SLE 病史 25 年，频繁癫痫发作 20 余年，本次癫痫发作被家人发现呼之不应。

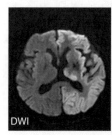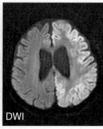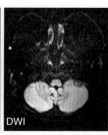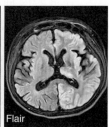

影像学表现：

MRI：左侧大脑半球凸面、左侧丘脑。右侧小脑 DWI 信号增高，Flair 呈高信号。

临床诊断：癫痫持续状态相关脑异常（peri-ictal MRI abnormalities，PMAs）。

疾病介绍和影像学特点：癫痫持续状态（status epilepticus，SE）是一种危及生命的神经系统疾病，通常定义为导致癫痫发作终止的机制失效，或导致癫痫发作异常长时间的机制启动。2015 年，国际抗癫痫联盟提出了 SE 新操作性更强的定义，即惊厥性（强直阵挛性）SE 的持续发作阈值为 5 分钟，局灶性和失神 SE 为 10 分钟。癫痫持续状态是最常见的神经系统急症之一，与高死亡率及幸存者发生功能性后遗症的严重风险相关。老年人的发病率更是高出 3 ～ 10 倍。

MRI 检查，首先可以帮助寻找导致癫痫的结构性病变。其次，近年来癫痫发作导致的 MRI 异常 [也称为发作期 MRI 异常（peri-ictal MRI abnormalities，PMAs）] 越来越备受关注，其病例报道及机制研究、治疗处理等逐渐增多。

综合文献，癫痫导致的脑 MRI 异常包括皮层 DWI 高信号，颞叶、海马及胼胝体压部 DWI 高信号等，可单侧或双侧。尤其典型的是本例这种单侧大脑半球皮层及同侧丘脑 DWI 高信号影 + 对侧小脑失联络现象。

观察研究显示，伴有脑 MRI 异常的 SE 预后更差。

关键点： 严重癫痫病史，特殊部位病灶，DWI 高信号。

参考文献

1. BONDUELLE T，OLLIVIER M，TRIN K，et al. Association of peri-ictal MRI abnormalities with mortality，antiseizure medication refractoriness，and morbidity in status epilepticus[J]. Neurology，2023，100（9）：e943-e953.

2. BONDUELLE T，OLLIVIER M，GRADEL A，et al. Brain MRI in status epilepticus：relevance of findings[J]. Revue neurol（ paris），2024，S0035-3785（24）：00423-5.

病例 102　脑空气栓塞

男性，52岁。全麻下胃镜食管黏膜病变剥离术后，苏醒延迟、昏迷。查体：肌张力低。

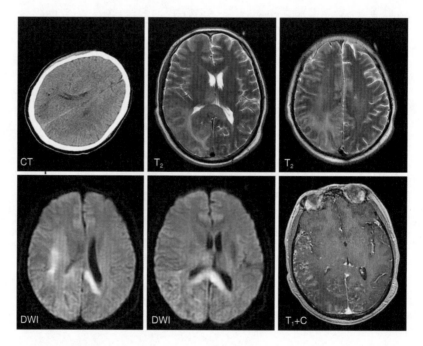

影像学表现：

1. CT：右侧颞顶叶脑实质内散在低密度影（气体）。

2. MRI：双侧大脑半球广泛、不对称模糊病变，T_2WI 略高信号，DWI 部分明显高信号，增强扫描后多发、散在、小点、片状强化。

临床诊断：脑空气栓塞（cerebral air embolism，CAE）。

疾病介绍和影像学特点：脑空气栓塞是常规医疗程序中罕见但灾难性事件。最常见的原因是医源性的，包括心胸外科手术、介入放射技术或者导管操作、解剖变异（卵圆孔未闭和肺动静脉畸形）及偶尔的非医源性创伤。动脉内气体依量可能导致心搏骤停或急性呼吸衰竭，脑栓塞时主要表现为局灶性神经系统损伤、癫痫或昏迷。

CAE 常见表现为意识评分下降、癫痫发作和局灶性神经功能缺损。也可能出现弥漫性肌张力增高，尤其是栓塞事件发生后，可能是患者 CAE 的特征性表现，需要警惕。

CAE 影像学表现在多种成像技术中均可观察到。在 CT 上，空气栓子可表现为脑内、脑室系统或硬脑膜下腔内的极低密度影，形态规则或不规则，边界清晰。由于空气的密度远低于脑组织和脑脊液，因此即使微小的空气栓塞也可在 CT 上清晰可见。MRI T_2WI 序列和梯度回波（gradient echo，GRE）序列，部分可见信号空洞区，有助于进一步显示微小的空气栓塞和脑内气体的分布情况。DWI 可用于评估由空气栓塞引起的急性脑缺血。DSA 检查，空气栓塞可能表现为血管内充盈缺损，但由于其侵入性和潜在风险，通常不作为首选诊断工具。

除影像学检查外，还可以使用其他辅助检查：①心脏监测：心电图可能会显示心律失常或其他心脏问题，这些可能是由空气栓塞引起的。②超声心动图：经食管超声心动图（transesophageal echocardiography，TEE）或经胸超声心动图（transthoracic echocardiography，TTE）可以用来检测心脏内的空气泡，尤其是 TEE 对于检测右心室中的空气更为敏感。③血气分析：动脉血气分析可能显示低氧血症和（或）高碳酸血症，这可能是由空气栓塞引起的肺功能障碍。④血液和生化标志物：虽然没有特异性标志物可以直接指示脑空气栓塞，但某些血液和生化指标的异常可能提示有栓塞事件发生，如心肌损伤标志物（心肌肌钙蛋白的升高）。

空气栓塞主要的治疗措施包括阻止空气栓子继续进入循环系统、氧疗、采用合适的体位、导管抽吸空气栓子等。虽然缺乏高质量证据，但动脉 CAE 的急性处理中短期正常压力高流量氧和高压氧疗法的应用，可能有助于改善预后。

外伤、潜水、分娩及医疗操作等临床病史，CT 显示脑内多发、散在气体密度影，需警惕 CAE。

关键点：CT 显示气体影，MRI 多发模糊病灶。

参考文献

1. LEMPEL J K, JOZWIK B, MANFREDI C, et al. Cerebral air embolism：a result of atrioesophageal fistula[J]. AJNR Am J Neuroradiol，2012，33（3）：E40-E41.

2. GHANNAM M, BERAN A, GHAZALEH D, et al. Cerebral air embolism after esophagogastroduodenoscopy：insight on pathophysiology，epidemiology，prevention and treatment[J]. Journal of Stroke and Cerebrovascular Diseases，2019，28（12）：104403.

病例 103 低颅压综合征

女性，34 岁，无明显诱因下突发头痛，枕部为主，持续性胀痛。坐位及站立位明显，卧位症状可缓解，伴恶心、呕吐数次。腰穿脑脊液压力为 4.0 cmH$_2$O，脑脊液生化检查示总蛋白 2510 mg/L，葡萄糖 5.40 mmol/L，氯 117 mmol/L。

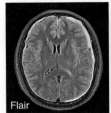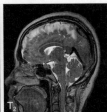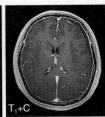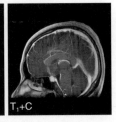

影像学表现：

MRI：Flair 显示双侧硬膜下积液，矢状面 T$_2$WI 可见颅内静脉窦扩张（直窦为著），小脑扁桃体略向下移位；增强扫描后可见硬脑膜弥漫强化，垂体膨大（矢状面）。

临床诊断： 低颅压综合征（intracranial hypotension syndrome）。

疾病介绍和影像学特点： 颅内压降低常见于各种原因导致的脑脊液漏，临床典型表现为体位性头痛（站立或坐位加重，卧位时缓解）。脑脊液漏口常见于椎管内，可为外伤、手术操作或骨刺穿破硬膜所致等。脊椎 MRI 水成像对寻找漏口有一定帮助，但相当一部分病例需要 CT 椎管造影确定漏口位置。MRI 对显示低颅压有特殊价值，包括广泛硬脑膜下积液、硬脑膜弥漫强化、小脑扁桃体下疝及脊髓空洞、颅内静脉扩张、垂体饱满等。

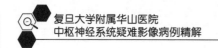

关键点：弥漫硬脑膜强化，体位性头痛。

参考文献

1. KIM S C, RYOO I, SUN H Y, et al. MRI findings of spontaneous intracranial hypotension：usefulness of straight sinus distention[J]. AJR Am J Roentgenol，2019，212（5）：1129-1135.

2. FARB R I, NICHOLSON P J, PENG P W, et al. Spontaneous intracranial hypotension：a systematic imaging approach for CSF leak localization and management based on MRI and digital subtraction myelography[J]. AJNR Am J Neuroradiol，2019，40（4）：745-753.

病例 104 脑部放射性坏死（颞叶）

男性，60 岁，确诊鼻咽癌，放疗 4 年后入组临床试验时，常规检查发现脑内病灶。

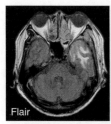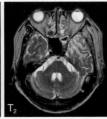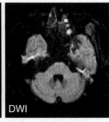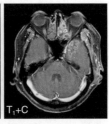

影像学表现：

MRI：左侧颞叶平扫 Flair 呈斑片状高信号，近颞极略高信号。T_2WI 类似但信号更高，DWI 大部分低信号，增强扫描后见边缘花环样强化。

临床诊断：放射性坏死（radiation necrosis）。

疾病介绍和影像学特点：脑部放射性坏死是指在治疗颅内病变（如胶质瘤、脑动静脉畸形）或因头颈部肿瘤接受放射治疗后，神经细胞和颅内血管受到损伤，导致一系列病理生理改变。通常在照射结束后的 6 ~ 47 个月内最为常见。现有研究认为，放射性坏死主要是由血管内皮损伤引起。放射治疗可导致血管内皮细胞肿胀、凋亡，血管损伤导致组织缺氧，诱发 HIF-1α 和 VEGF 产生，进一步诱导无序血管增生，从而加重水肿、促进缺血，最终导致后续的脑组织坏死。

放射性坏死的风险因素通常包括放射治疗体积、剂量分配计

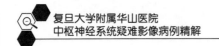

划、既往脑部放疗、放射致敏化疗、肿瘤位置和组织学特征。

临床表现主要与受累脑区的功能密切相关，也可能引起颅内高压或皮层功能障碍。主要症状包括一侧肢体运动和感觉障碍、失语等；脑干受累时表现为复视、头晕、构音不清、吞咽困难、步态不稳等。皮层功能障碍可能导致认知功能障碍、精神异常、癫痫等。颅内高压症状包括慢性头痛和头晕。

放射性坏死的诊断主要依赖病史、临床表现和影像学检查。影像学检查中，MRI 是最主要的诊断工具。常规 MRI 显示照射区域脑肿胀，脑白质内呈现"指状"分布的水肿，增强扫描时可见受损区强化，强化病灶呈斑点状、斑片状、花环样、泥沙样或不规则形状。DWI 对鉴别放射性坏死较为敏感，显示为低信号，而肿瘤复发常在 DWI 上呈高信号。MRS 通过检测代谢产物的改变，如乳酸，对鉴别诊断有一定帮助。PWI 可以测量脑血容量，通常放射性坏死病灶 rCBV 降低，肿瘤复发时 rCBV 升高。

双侧颞叶损伤是鼻咽癌放疗后最常见副作用，多发生于 9 个月至十几年后，与剂量及照射路径相关，通常认为是进展性和不可逆性。典型 MRI 表现为颞叶大片 T_2WI 高信号，内部可出现不规则边缘环状强化。此例为典型表现。

治疗方面，皮质类固醇长期以来一直是对症治疗放射性坏死的主要手段，通过减少炎性细胞因子的产生和血管通透性来改善症状。抗 VEGF 单克隆抗体贝伐珠单抗被认为是替代类固醇的合理选择之一。手术治疗通常被视为最后的选择，主要用于对内科保守治疗无效、有囊性病变或者脑水肿等占位效应明显、颅内高压或神经功能障碍进行性加重的患者。

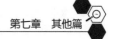

关键点：颞叶病灶，边缘强化。

参考文献

1. CHEN J，DASSARATH M，YIN Z，et al. Radiation induced temporal lobe necrosis in patients with nasopharyngeal carcinoma：a review of new avenues in its management[J]. Radiat Oncol，2011，6：128.

2. ZHOU X，LIU P，WANG X. Temporal lobe necrosis following radiotherapy in nasopharyngeal carcinoma：new insight into the management[J]. Front Oncol，2021，10：593487.

病例 105　脑部放射性坏死（脑干）

男性，55 岁，鼻咽癌，1 年前分别进行放疗 3 次。近期头晕、视物模糊、行走不稳，拟诊视神经脊髓炎谱系疾病（NMOSD）及相关治疗，症状及病灶好转、复发交替。

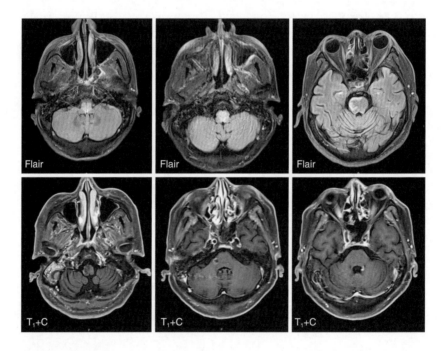

影像学表现：

MRI：延髓、脑桥多发病灶，Flair 呈小斑片状高信号，增强扫描分别见多灶，边缘强化。

临床诊断：放射性坏死（radiation necrosis）。

疾病介绍和影像学特点：鼻咽癌放疗后脑内异常最常见于双侧颞叶，典型表现为大片 T_2WI 高信号，增强扫描后部分可出现病灶内不规则环状强化，公认为放射性坏死。脑干放射性坏死有报道，但十分少见。本例前期拟诊炎性脱髓鞘谱系病及相关治疗，但反复发作，后及经多学科会诊，考虑放疗引起改变更符合诊断。

关键点：少见部位（脑干）。

参考文献

1. FAN X，HUANG Y，XU P，et al. Dosimetric analysis of radiation-induced brainstem necrosis for nasopharyngeal carcinoma treated with IMRT[J]. BMC Cancer，2022，22（1）：178.

2. ZHOU X，LIU P，WANG X. Temporal lobe necrosis following radiotherapy in nasopharyngeal carcinoma：new insight into the management[J]. Front Oncol，2021，10：593487.

病例 106 增生性下橄榄核变性

男性，52岁，脑梗死后，近期出现口齿不清、行走不稳。

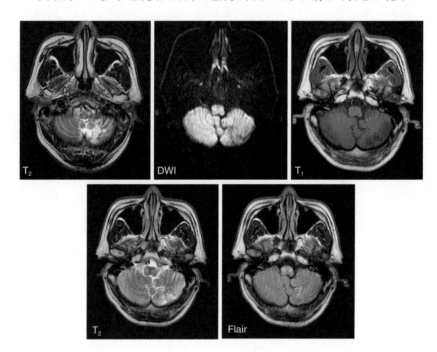

影像学表现：

MRI：左侧小脑半球软化灶；延髓双侧增大、膨隆（前部明显），见灶性 Flair 高信号，DWI 略高信号，T_1WI 平扫病灶显示不明显，增强后无强化。

临床诊断： 肥大性下橄榄核变性（hypertrophic olivary degeneration，HOD）。

疾病介绍和影像学特点： HOD 是一种罕见的神经系统疾病，其特征为下橄榄核多突触和跨神经元变性。HOD 的发病机制涉及格林－莫拉雷三角（Guillain Mollarettriangle，同侧红核、下橄榄核和对侧小脑齿状核之间形成的三角形）的纤维联络中断，但尚未完全明确，主流观点认为与下橄榄核的去抑制有关。此外，一些研究发现 HOD 与基因突变密切相关，例如 *POLG* 基因和 *SURF1* 基因突变。中脑、脑桥被盖、小脑上脚等部位的病变可导致神经环路破坏，进而引发远隔原发病灶的延髓下橄榄核发生空泡样变性，表现为下橄榄核肥大和信号异常。

临床表现主要包括腭肌阵挛和共济失调。常出现在脑干或小脑梗死或出血后数月至数年后，软腭震颤典型特征为腭肌以固定频率收缩，可能导致构音障碍。患者还可能出现小脑性共济失调和其他不自主运动，包括少见的垂直眼震和四肢震颤，后者的机制尚不明确，可能与齿状核 – 橄榄核通路病变有关。

影像学检查中 MRI 是首选。HOD 的典型影像表现为单侧或双侧下橄榄核增大，伴 T_2WI、Flair 信号增高，也可以下橄榄核体积无明显改变，仅呈 T_2WI 或 Flair 异常高信号。增强扫描后病灶均无强化。DTI 显示早期轴向扩散率降低，后期轴向和径向扩散率增加。这可能反映了 HOD 病理生理学上的改变。

鉴别诊断需要排除肿瘤、脑梗死、脱髓鞘、感染 / 炎症等，因为这些病变也可能导致延髓前部 T_2WI 信号的升高。

治疗困难。目前针对 HOD 尚无特定治疗方法，口服药物治疗效果存在争议。一些临床试验表明，加巴喷丁或美金刚可能对缓解眼球震颤有一定作用。左旋多巴和丘脑立体定向激光治疗可用于腭肌阵挛。

HOD 属于罕见病，预后因素研究相对较少。部分学者认为 HOD 预后不佳，症状难以达到实质性缓解。也有一些学者认为

HOD 患者在 3 ～ 5 年内可能自行缓解。

总体而言，增生性下橄榄核变性是一种复杂且罕见的疾病，诊断和治疗都存在挑战。进一步的研究和临床试验有助于更好地理解其机制和寻找有效的治疗方案。

关键点：特殊部位（下橄榄核），肥大而非萎缩性变性。

参考文献

1. CONFORTO A B，SMID J，MARIE S K，et al. Bilateral olivary hypertrophy after unilateral cerebellar infarction[J]. Arq Neuropsiquiatr，2005，63（2A）：321-323.

2. WANG H，WANG Y，WANG R，et al. Hypertrophic olivary degeneration：a comprehensive review focusing on etiology[J]. Brain Res，2019，1718：53-63.

病例 107　压迫性脊髓病

男性，55 岁，坐轮椅入诊室就诊。

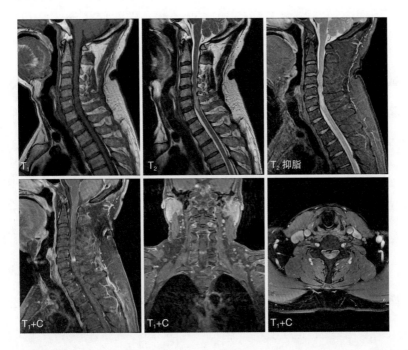

影像学表现：

MRI：$C_{4\sim7}$ 颈椎间盘突出，伴该节段椎管狭窄。$C_{4\sim6}$ 椎体水平脊髓内条片样异常信号，呈 T_1WI 低信号、T_2WI 高信号，增强扫描后可见局部横向走行扁片样强化。

临床诊断：压迫性脊髓病（compressive myelopathy）。

疾病介绍和影像学特点：压迫性脊髓病是一种由脊髓受压迫引起病变而出现一系列肢体运动、感觉及自主神经功能障碍的综合征。其病因多样，常见的病因有椎间盘突出，椎管狭窄及脊柱肿瘤。此外，脊柱外伤、炎症也可导致本病的发生。

本病的临床表现可分为急性发病和慢性发病。急性发病通常由外伤引起，并且迅速进展，通常在数小时至数日内脊髓功能完全丧失。临床症状常表现为脊髓横贯性损害，出现脊髓休克，病变水平以下呈现松弛性瘫痪，各种感觉和反射消失，同时伴有尿液和排便潴留。慢性发病通常进展缓慢，早期症状和体征可不明显。出现症状首先表现为对应节段神经根痛以及脊膜的刺激，当脊髓部分受压时可出现脊髓半切综合征，可导致同侧深感觉，对侧痛温觉的减弱或消失。晚期可出现脊髓完全横贯性损害的症状和体征。

仔细的神经系统查体对于确定脊髓受压节段很有帮助。节段性症状如神经根痛、感觉减退区、腱反射改变和肌萎缩、棘突压痛及叩击痛可帮助定位，尤以感觉平面最具有定位意义。脑脊液检查对确定脊髓压迫症和脊髓受压的程度很有价值。病变造成蛛网膜下腔堵塞时，在堵塞水平以下的压力很低甚至测不出，部分堵塞或未堵塞者压力正常或增高。当椎管严重狭窄时可出现脑脊液蛋白－细胞分离现象，细胞数正常，蛋白含量超过 10 g/L 时，黄色的脑脊液流出后自动凝结，称为弗鲁安综合征。

影像学检查上，X 线平片对于鉴别脊髓急性压迫有一定帮助，有助于发现脊柱骨折、脱位、错位、结核、骨质破坏及椎管狭窄。CT 及 MRI 可显示脊髓受压。

MRI 能清晰显示椎管内病变的性质、部位和边界等。典型 MRI "松饼样"强化（pancake enhancement），即近乎贯穿脊髓前后的扁平强化，高度提示压迫性脊髓病。且强化总是出现在椎管最狭窄处或脊髓受压最严重处，机制推测为血脑屏障局灶性破坏。

这种扁平强化类型，可以作为与炎症、肿瘤通常纵向、较长节段强化的鉴别点。

关键点： 松饼样强化。

参考文献

1. FLANAGAN E P，MARSH R W，WEINSHENKER B G. Teaching neuroimages："pancake-like" gadolinium enhancement suggests compressive myelopathy due to spondylosis[J]. Neurology，2013，80（21）：e229.

2. SHARMA N R，SHARMA B，LAMICHHANE S，et al. Cervical spondylotic myelopathy presenting as a "pancake enhancement" on MRI of the spinal cord：a case report and review of literature[J]. Clin Case Rep，2023，11（3）：e7052.

病例 108　脊柱骨骺发育不良

男性，46 岁，外来务工，间断性肩膀疼痛。既往因大鱼际萎缩行手术治疗。身高 146 cm，脖颈短。

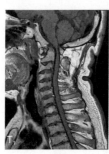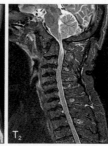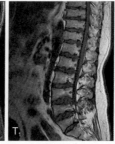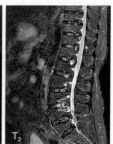

影像学表现：

1. 颈椎 MRI：椎体不规则变扁，枕骨大孔狭窄，通过枕大孔处脊髓明显变细，局部可见条片样 T_2WI 高信号影，短节段。

2. 腰椎 MRI：椎体不规则变扁，部分椎体边缘见条片样 T_2WI 高信号，少数椎间盘变性。

临床诊断：脊柱骨骺发育不良（spondyloepiphyseal dysplasia，SED）。

疾病介绍和影像学特点：脊柱骨骺发育不良是一组选择性累及脊柱和管状骨骨骺的软骨发育异常，为一类罕见的先天性遗传疾病，表现为脊柱各椎体不规则变扁、短躯干型侏儒症及继发性骨关节炎。患者典型表现为侏儒症、面部扁平、脊柱曲度异常、椎体扁平，椎管狭窄时可导致脊髓型颈椎病。

本病分先天型和迟发型两种类型，涉及不同的基因突变。先

笔记

天性脊柱骨骺发育不良为常染色体显性遗传，致病基因定位在 *COL2A1* 上，导致 II 型胶原蛋白合成异常。携带该致病基因的患儿生后即见异常，为短躯干型侏儒，各年龄段 X 线表现均有明显异常。主要累及脊柱、骨盆和长管状骨。晚发型脊柱骨骺发育不良患儿出生时无任何异常。一般儿童期发病，可能有多个致病基因和位点，包括 *SLEDIN*（位于 X 染色体）、*TRAPPC2*、*WISP1*。因此遗传方式兼有 X 连锁遗传和常染色体显/隐性遗传，疾病表现也随致病基因的不同呈现不同的特点。X 连锁遗传的晚发型脊柱骨骺发育不良患儿全部为男性，X 线上有普遍性椎体变扁，前后径增加，椎间隙狭窄，下胸和腰椎椎体中后部的上下缘驼峰状突起，侧位呈横置的花瓶样。常染色体遗传的晚发型脊柱骨骺发育不良患儿称为晚发型脊柱骨骺发育不良伴进行性关节病，无椎体中后部典型的驼峰状突起。可出现四肢关节肿大合并关节间隙变窄。

诊断主要靠 X 线平片和 MRI。所有椎体一致性不规则变扁有助于本病的诊断。本病临床表现严重性差异很大，身材矮小、骨骼畸形等临床表现可与其他遗传和代谢性骨病重叠。血钙磷水平、维生素 D 水平测定及全外显子测序有助于鉴别诊断。

此例患者身材矮小、脖颈短，智商正常，MRI 显示扁平椎骨及颅颈交界处狭窄伴脊髓受压变性，与临床症状相符。

关键点： 所有椎体一致性变扁，轮廓存在。

笔记

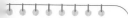
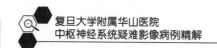

参考文献

1. BISHT R U, VAN TASSEL D C, BELTHUR M V. Spondyloepiphyseal dysplasia congenita: use of complementary 3D reconstruction imaging for preoperative planning[J]. Clin Imaging, 2022, 86: 94-97.

2. PANDA A, GAMANAGATTI S, JANA M, et al. Skeletal dysplasias: a radiographic approach and review of common non-lethal skeletal dysplasias[J]. World Journal of Radiology, 2014, 6 (10): 808-825.

笔记

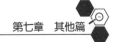

病例 109　结节性硬化症

男性，30 岁，3 天前无明显诱因右侧腰部隐痛，无尿频、尿急、尿痛、血尿，超声检查发现双肾病变。

以往曾基因检测确诊结节性硬化症。

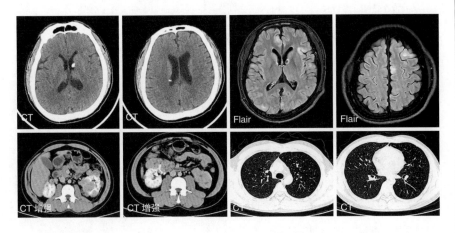

影像学表现：

1. CT 平扫：两侧脑室壁可见多发钙化影；腹部 CT 增强可见双肾多发低强化肿块，提示肾癌；肺 CT 可见两肺多发微小结节影。

2. 头颅 MRI：Flair 上可见皮层、皮层下散在、多发小斑片病灶，呈高信号，提示错构结节。

临床诊断：结节性硬化症（tuberous sclerosis complex，TSC）。

疾病介绍和影像学特点：结节性硬化症是一种少见的常染色体显性遗传病，由于基因 *TSC1*、*TSC2* 突变，使体内多个器官错构瘤形成机会增加，尤其神经系统。本病几乎累及所有器官和系统，因此表现多变，有时缺乏典型临床征象，需注意识别。累及神经系统为主时，典型表现为三联征：癫痫、智力低下和多发面部皮脂腺瘤。

2012年国际TSC共识大会通过以*TSC1*或*TSC2*致病突变作为本病诊断金标准。除此之外，确定了2个主要的临床标准或1个主要标准加2个以上次要临床标准作为本病的明确诊断。

主要的临床特征如下：

1. 色素脱失斑。

2. 面部血管纤维瘤或头部纤维斑块。

3. 指（趾）甲纤维瘤。

4. "鲨鱼皮"样斑。

5. 多发性视网膜错构瘤。

6. 皮质发育不良。

7. 室管膜下结节。

8. 室管膜下巨细胞星形细胞瘤。

9. 心脏横纹肌瘤。

10. 淋巴管平滑肌瘤病。

11. 急性白血病。

次要临床特征如下：

1. "斑斓"样皮肤损害。

2. 牙釉质点状凹陷。

3. 口内纤维瘤。

4. 视网膜色素脱失斑。

5. 多发性肾囊肿。

6. 非肾脏错构瘤。

本病的诊断需要建立在对全身疾病表现的全面认识和影像学特征识别上。中枢神经系统表现是 TSC 患者就诊和死亡的主要原因，发生在绝大多数患者中。

MRI 和 CT 上，本病中枢神经系统累及有特征影像表现。头颅 CT 可见脑室旁多发钙化灶。MRI 可见皮质和皮质下多发结节、脑白质移行线、室管膜下结节和室管膜下巨细胞星形细胞瘤（WHO Ⅰ级）。皮质和皮质下结节表现为多发的 T_1WI 低 T_2WI 高信号，偶可伴钙化和囊性病变。脑白质移行线表现为从脑室延伸至大脑皮质条索状 T_1WI 等或低信号、T_2WI 高信号线状影。室管膜下结节是沿侧脑室室管膜表面的 T_1WI 等至高信号、T_2WI 等高信号结节，伴有或无密集钙化。室管膜下巨细胞星形细胞瘤位置和表现与室管膜下结节类似，但肿瘤体积更大，可引起阻塞性脑积水。

mTOR 抑制剂（包括西罗莫司、依维莫司）是特异性靶向药物，报道可有效治疗 TSC 导致的各部位错构瘤及恶性肿瘤。

本例典型，有颅内多发错构瘤及肺、肾多脏器病灶。

关键点：脑外表现（肾、肺）。

参考文献

1. ROUT P, ZAMORA E A, AEDDULA N R. Tuberous sclerosis[M/OL]. Treasure Island（FL）: Stat Pearls, 2024[2024-05-27]. https: //www. ncbi. nlm. nih. gov/books/NBK538492/.

2. ARGANI P, MEHRA R. Renal cell carcinoma associated with tuberous sclerosis complex（TSC）/mammalian target of rapamycin（MTOR）genetic alterations[J]. Mod Pathol, 2022, 35（3）: 296-297.

病例 110　木村病

男性，48 岁，淋巴结活检确诊木村病 7 年。本次血嗜酸性粒细胞计数增高，入院放疗。

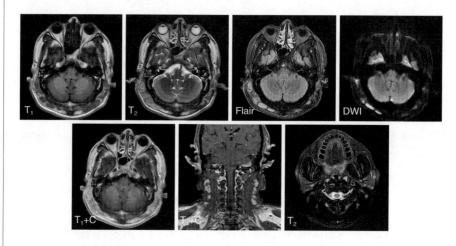

影像学表现：

MRI：双侧枕部头皮下多发类圆形结节影，DWI 呈高信号，增强扫描后不均匀强化，冠状面呈串珠状。左侧腮腺内见多发类似小结节影。

临床诊断： 木村病（Kimura disease，KD）。

疾病介绍和影像学特点： 木村病又称嗜酸性肉芽肿，是一种罕见的慢性、进行性、免疫炎性疾病，全球报道仅 300 例左右。主要见于东方人群，男女比例可达 7 ∶ 1，发病高峰年龄约 30 岁。其主要三联征表现为头颈部皮下淋巴结肿大、唾液腺肿大及腺体内淋巴结，外周血嗜酸性粒细胞增多和血清 IgE 水平升高。罕见情况下也可能出现肾脏受累，12% ～ 16% 的患者伴蛋白尿，蛋白尿患者中 59% ～ 78% 为肾病综合征。目前报道的病例多表现为唾液腺及头颈部软组织与淋巴结病变。

病理可见病变淋巴结组织结构保留，但出现滤泡增生和嗜酸性粒细胞浸润。

该病病因仍不清楚，过敏反应和免疫系统失衡被认为是主要病因机制。节肢动物叮咬和寄生虫或念珠菌感染后免疫系统的持续抗原刺激也被认为是一个原因。

目前没有一种单一的最佳治疗方法。

关键点： 头颈部皮下淋巴结肿大，累及腮腺为特征之一。

参考文献

1. GUPTA A，SHAREEF M，LADE H，et al. Kimura's disease：a diagnostic and therapeutic challenge[J]. Indian J Otolaryngol Head Neck Surg, 2019, 71（Suppl 1）：855-859.

2. KIM W J, KIM H K. Current concepts of Kimura disease：pathophysiology and evolution of treatment[J]. Arch Craniofac Surg，2022，23（6）：249-255.